改訂2版刊行に寄せて

●●●●●●●●

　医療安全の重要性が叫ばれるようになって久しい。全日本病院協会では、日本における
この分野の黎明期といってよい1990年代より医療安全推進に向けた取り組みを進めてき
た飯田修平委員を中心として、医療安全とその基盤となる医療の質向上に関する研究なら
びに各種研修会を展開してきた。

　医療安全管理体制相互評価は医療機関同士で医療安全に関する管理体制を評価し合うも
のである。その根底にあるのは、医療の質の評価であることを忘れてはならない。

　相互評価は2018年の診療報酬改定で評価された。これが医療安全文化の更なる向上に
寄与することを願うばかりである。時を同じくして「標準的相互評価点検表」の初版が刊
行されたが、これは現在に至るまで医療業界において唯一の相互評価についての成書であ
る。今回、飯田委員を中心として、厚生労働省科学研究事業として相互評価の普及に関し
て調査した。その研究の成果、およびこれまでの様々な経験から、改訂第2版を上梓し
た。

　私は相互評価の効用は主に2つあると考えている。一つ目は、相手医療機関を評価する
ことによって、評価者自身が医療安全に関する理解を深め、自院にとっても有用と思われ
る医療安全や質向上に向けた取り組みを知ることができること。もう一つは、相互評価は
「地域で顔の見える関係」にある近隣病院と行うものであり、相互評価を通してお互いの
連携関係を一層強化できると期待されることである。

　そのためには、本書がより多くの医療機関に用いられるようになることが、評価の質担
保の意味でも、効率の意味でも大変重要と思われる。本書を使用していただいている、ま
たは今後使用していただく予定である医療機関におかれては、地域の他の医療機関にもこ
の標準的相互評価点検表をご紹介いただけたら幸甚である。

　適切な相互評価を通して、医療機関の医療安全と医療の質向上、並びに地域での連携関
係のさらなる強化に対して本書がお役に立つことを切に願っている。

2022年12月

全日本病院協会　常任理事
医療安全・事故調査制度支援担当委員会、医療の質向上委員会　委員長
医療法人済衆館　理事長
今村　康宏

はじめに

● ● ● ● ● ● ● ●

　「医療安全元年」と言われる 1999 年の重大な医療事故報道を契機に、世の中は、「安全」「安心」「信頼」と、騒がしくなった。行政は、医療法で医療機関に安全確保を義務づけ、診療報酬で動機づけ、安全確保政策に力を入れている。医療機関の多くは、安全確保の努力をしているが、重大な医療事故を繰り返しており、「医療不信」が高まっている。この要因は、安全確保の努力不足、形式的な取り組みだけでなく、モグラたたき的な事故対応である。すなわち、原因を究明し、根本原因に対して、適切な対策を打ち、再発防止、次いで、未然防止の仕組みを構築する医療機関が少ないことが原因であろう。安全管理を組織管理・質管理の一環として、取り組む必要がある。

　筆者は、事故を起こす原因すなわちマイナスをなくすという観点だけではなく、職員の質・業務の質を向上させ、結果として事故を発生させない業務工程（フロー）、組織体制を構築するべきと言い続けている。「事故防止」「安全確保」と言うだけでは、安全は確保できない。情報を収集・活用し、質を向上させ、その結果として安全を確保することが肝要である。

　医療監視、病院機能評価等は、適不適・良否・合否を評価する。病院機能評価では、改善の仕組みも重視しており、医療機関は、講評と文書による評価結果を参考に改善を図ることができる。病院機能評価では認定後 3 年目の中間点検（期中の確認）が始まったが、基本的には 5 年毎の評価である。

　一部の組織（病院団体）が、感染管理と安全管理を相互評価している（第 2 章参照）。しかし、団体組織内に限定され、また、点検表・評価方法・評価者教育等の標準化は十分に検討されていない。

　医療安全管理体制相互評価（以下、相互評価）は、医療監視、病院機能評価等とは異なり、合否の判定や認証が目的ではない。定期的な相互評価と意見交換に基づく改善が目的である。

　筆者らは、運営主体、機能、規模に関係なく、多くの医療機関が利用できるように、2017 年 10 月頃から標準的安全管理体制相互評価点検表（以下、標準的点検表）と評価者教育プログラム作成を検討した。

　厚生労働省は、2018 年 3 月に同年 4 月から医療安全対策地域連携加算を導入すると発表したが、相互評価に関する研修プログラム、教材、標準的点検表はないままの導入となっている。

　全日本病院協会（以下、全日病）の医療の質向上委員会は、相互評価実施の前提として、標準的研修プログラム、教材、点検表が必要と考えた。筆者らは、上記検討を加速し、標準的点検表案・評価項目解説集案・評価者教育プログラムを作成した。これらを教材に、研修会を 3 回開催した（詳細は第 2 章参照）。

　筆者らが主催する研修会の特徴は、① 質管理の考え方と手法に基づく、② 理論（講義）に基づき実践活用（運用）できるようにするための演習を重視する、③ グループワーク

を重視し双方向の研修とする、④ 研修会自体を継続的に改善する、等である。

その中でも、相互評価研修会は、従来以上に教材・研修方法・プログラムを毎回、大幅に改善した。講師だけでなく、受講者にも事前に標準的点検表案を用いて自院を自己評価していただき、それに基づいてグループ討議、発表、質疑を繰り返し、標準的点検表案の修正・改訂を重ねた。

運営主体、機能、規模等による医療機関の特性は多様である。それぞれの要素毎に層別化した点検表を作成することは物理的に可能ではあるが、相互評価が目的であるので、特性の異なる医療機関同士の評価にも適用できる、汎用性の高い標準的点検表が必要である。同じ標準的点検表、評価基準で、自己評価と他者評価の相互を比較検討する必要がある。運営主体、機能、規模等による評価対象病院の現況に応じて選択できる、標準的点検表の評価項目・評価要素の抽出と医療機関の特性に応じた重みづけが重要である。

本書の特徴は、「自責」の概念である。質管理において、自責とは、問題の原因や責任が自分にあるという意味だけではない。仮に、問題の原因や責任が他人にあるとしても、自分の問題として解決する、自分に何ができるか、何をしなければならないかを考えることが自責である。他責、すなわち、自分ではなく他人の責任である、他人の仕事である、と言う人が多いが、他責では解決しない。特に、他責では安全確保は困難である。

自責を意識するために、本書では可及的に文章をS（主語・作業者）＋Vt（他動詞・行為）＋O（目的語・対象）とした。慣れない方には違和感があろうが、趣旨をご理解いただきたい。

他団体の点検表では、自動詞（Vi）、すなわち、「○○である、○○となっている」や、受動態（Vtの過去分詞）、すなわち、「○○されている、○○なされている」の記述が一般的である。これは、外部評価者の視点で考えるからである。

外部評価でも同じ標準的点検表を用いるが、自己評価による継続的質向上を重視するので、自院、自分の業務であること（自責）を強く意識していただくために、S＋Vt＋Oの表現とした。

業務は、われわれ作業担当者（S）が、対象（O）に対して、行為する（Vt）のであり、自動的に作業が進行するのではない。また、実態がイヤイヤさせられているとしても、させられるのではなく、自分が業務（行為・行動）するのである。

すべての医療機関の医療安全管理者、医療安全推進委員、質管理者が、相互評価の時だけではなく、座右に置いて本書を活用いただきたい。すなわち、安全管理体制構築・維持だけではなく、質管理・組織管理の一部として取り組んでいただくことを期待する。そうすることにより、病院の質全体を向上させることができると考える。

初版出版（本制度施行）後、4年経過した。医療安全対策地域連携加算を算定する病院は増加した（第2章　5参照）が、その内容はまちまちである。真の地域連携を推進する必要がある。

改訂において、各執筆者には、医療情勢の変化に対応し、また、本書利用者および研修会受講者のご意見を参考にさせていただいたことに感謝申し上げる。

今後も、本書利用者および研修会受講者のご意見をいただければ幸いである。本書および研修会の質向上に活かさせていただきたい。

なお、2021-2022年度厚生労働科学研究費補助金事業「医療機関の医療安全の連携の

現状把握及び促進する手法の開発に関する研究」(代表研究者　飯田修平）の成果の一部を反映した（第2章　6参照）。

2022 年 12 月

公益社団法人全日本病院協会医療の質向上委員会委員

公益財団法人東京都医療保健協会練馬総合病院名誉院長

医療の質向上研究所

飯田　修平

目　次

1章　評価とは何か　－特に質的評価について－　　　　　（飯田修平）

9章 練馬総合病院における標準的点検表の適用報告　（安藤敦子・金内幸子）

10章 医療安全管理体制相互評価を医療安全管理体制構築に
いかに活用するか　（長谷川友紀）

執筆者一覧

編著者

飯田　修平　　公益社団法人全日本病院協会医療の質向上委員会委員
　　　　　　　公益財団法人東京都医療保健協会練馬総合病院名誉院長
　　　　　　　　医療の質向上研究所

長谷川　友紀　公益社団法人全日本病院協会医療の質向上委員会特別委員
　　　　　　　東邦大学医学部社会医学講座医療政策・経営科学分野教授

著者（執筆順）

飯田　修平　　公益社団法人全日本病院協会医療の質向上委員会委員
　　　　　　　公益財団法人東京都医療保健協会練馬総合病院名誉院長
　　　　　　　　医療の質向上研究所

永井　庸次　　公益社団法人全日本病院協会医療の質向上委員会特別委員
　　　　　　　株式会社日立製作所ひたちなか総合病院前院長

長谷川　友紀　公益社団法人全日本病院協会医療の質向上委員会特別委員
　　　　　　　東邦大学医学部社会医学講座医療政策・経営科学分野教授

森山　洋　　　公益社団法人全日本病院協会医療の質向上委員会委員
　　　　　　　社会医療法人恵和会帯広中央病院事務部長

安藤　敦子　　公益財団法人東京都医療保健協会練馬総合病院
　　　　　　　　医療安全管理室医療安全管理者

岩崎　みどり　公益財団法人榊原記念財団附属榊原記念病院看護部

小谷野　圭子　公益財団法人東京都医療保健協会練馬総合病院質保証室室長
　　　　　　　　医療の質向上研究所研究員

金内　幸子　　公益財団法人東京都医療保健協会練馬総合病院
　　　　　　　　医療マネジメント室室長

山崎　勝巳　　公益財団法人東京都医療保健協会練馬総合病院臨床検査科科長

藤田　茂　　　東邦大学医学部臨床支援室准教授
　　　　　　　東邦大学医療センター大森病院医療安全管理部副部長

資料ダウンロード方法

5章、7章は、WEBページからダウンロードすることができます。以下の手順でアクセスしてください。

■メディカID（旧メディカパスポート）未登録の場合

メディカ出版コンテンツサービスサイト「ログイン」ページにアクセスし、「初めての方」から会員登録（無料）を行った後、下記の手順にお進みください。

https://database.medica.co.jp/login/

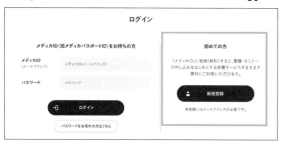

■メディカID（旧メディカパスポート）ご登録済の場合

①メディカ出版コンテンツサービスサイト「マイページ」にアクセスし、メディカIDでログイン後、下記のロック解除キーを入力し「送信」ボタンを押してください。

https://database.medica.co.jp/mypage/

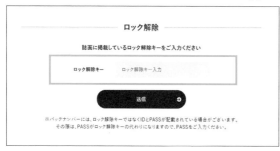

②送信すると、「ロックが解除されました」と表示が出ます。「ファイル」ボタンを押して、一覧表示へ移動してください。

③ダウンロードしたい資料のサムネイルを押すと「ダウンロード」ボタンが表示され、資料のダウンロードが可能になります。

ロック解除キー　tenken202302

*WEBページのロック解除キーは本書発行日（最新のもの）より3年間有効です。有効期間終了後、本サービスは読者に通知なく休止もしくは終了する場合があります。
*メディカID・パスワードの、第三者への譲渡、売買、承継、貸与、開示、漏洩にはご注意ください。
*ロック解除キーの第三者への再配布、商用利用はできません。データは研修ツール（講義資料・配布資料など）としてご利用いただけます。
*図書館での貸し出しの場合、閲覧に要するメディカID登録は、利用者個人が行ってください（貸し出し者による取得・配布は不可）。
*雑誌や書籍、その他の媒体および学術論文に転載をご希望の場合は、当社まで別途お問い合わせください。
*データの一部またはすべてのWebサイトへの掲載を禁止します。
*ダウンロードした資料をもとに作成・アレンジされた個々の制作物の正確性・内容につきましては、当社は一切責任を負いません。

1章

評価とは何か
－特に質的評価について－

1章 評価とは何か
―特に質的評価について―

1 質と評価

　社会全般に質が重視されている。Dr. Joseph Juranによれば、「Quality is fitness for use」、質とは顧客要求への適合である。すなわち、質は顧客（他者）が主観的に評価する。医療では、患者・地域（住民・行政・医療介護施設）の他者評価を把握するとともに、病院（経営者・医療従事者）が自己評価し、改善しなければならない。

　客観的評価は重要であるが、客観的か否かだけではなく、当事者（医療提供側および受療側）の主観的評価と客観的評価を比較することが重要である。すなわち、質向上のためには、自己評価と他者評価、および、主観的評価と客観的評価との違いの存否、また、違いがあれば、その程度と理由を知る必要がある。

　医療における組織の評価は、日本医療機能評価機構による病院機能評価、JCI（Joint Commission International）認証等があり、また、日本経営品質賞、ISO（International Organization for Standardization）9001、米国国家経営品質賞（マルコム・ボルドリッジ賞）等の医療部門もある。これらは、自己評価に基づいて、他者評価を実施するものである。

2 用語の定義

1 質に関する用語の定義

　質に関する用語の定義を表1に示す。

表1　質に関する用語の定義

用語	定義
質	顧客要求への適合である（Quality is fitness for use：Dr. Joseph Juran） 効用への適合である。質とは、顧客満足のことである
質の要素	製品/サービスの質、価格、提供体制。Q＝f（q・C・D）と表せる
医療の質	医療機関が提供する行為のすべてである 質〈Q〉＝f（受診から予後まで〈q〉・費用〈C〉・受診容易性/提供体制〈D〉）と表せる
医療安全管理の質	質＝f（診断/治療効果/予後/機器/設備・廃棄物）と表せる

2 評価に関する用語の定義

　評価に関する用語の定義を表2に示す。

表2 評価に関する用語の定義

用語		定義
評価		組織、人、物事等の価値を認めること。価値をはかること、成績や効果を判定すること。価値とは質である
評価の要素		目的、対象、基準、項目、方法、評価者がある
評価の目的		何のために評価するか、結果を何に使うか
評価対象		誰（組織全体・部署・職種・個人）、いつ（どの時点、状況）、何（部分・側面・観点・業務）か
評価尺度		物事の性状をはかる道具。ものさし。指標
評価基準		目標値。ものさしをどのように使うか。比較考量のよりどころ。判断の根拠となる物や数値
評価項目		物事の状況やその良し悪しをはかる事項。評価の視点を細分化した内容（性状/特性）
評点		評価してつける点
評価方法		どの基準・尺度を、どのように適用するか
評価者		評価する主体。どの立場の者が評価するか。自己（自分・自組織）・他者（関係者・第3者）・相互
標準	狭義	尺度・指標（物差し）・基準（目標）
	広義	狭義の標準＋測定法・評価法・評価者の質
標準化		目的に応じて標準を策定し、ばらつきを一定の範囲内にすること

3 標準化と改善

1 継続的質向上と質管理 ―標準化と継続的改善―

　標準化とは、目的に応じて標準を策定し、ばらつきを一定の範囲内にすることである（表2）。出来栄えのばらつきを絞ることにより、自ずから平均値が上昇する。これを繰り返すことが継続的改善である（図1）。標準には、①狭義の標準：尺度・指標（物差し）・基準（目標）と、②広義の標準：狭義の標準＋測定法・評価法・評価者の質がある（表2）。

図1 継続的質向上と質管理

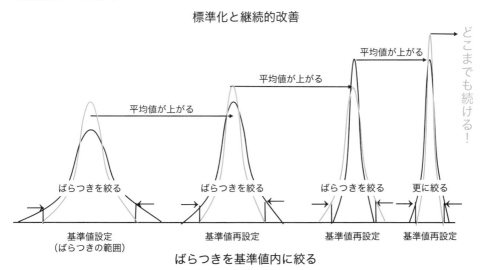

標準化と継続的改善

ばらつきを基準値内に絞る

2 ばらつきを一定の範囲内に収める

ばらつきをどのようにして絞る（一定の範囲内に収める）かが重要である。ばらつきを管理するには、管理図を用いるとよい。すなわち、範囲（上限と下限）をどのように設定するかである。業務の内容、目的により設定が異なる（図2）。

図2 ばらつきを一定の範囲内に収める

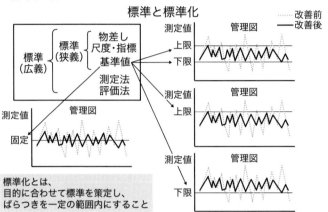

4 評点、評価、評価基準の関係

標準化には、評価項目、評価要素、評点、評価、評価基準を明確に規定する必要がある（表3）。対象や評価者によるばらつきをなくすためである。評価は4〜5段階が多い。日本人は、奇数選択肢では中央（どちらでもない）を選択する傾向が強いので、筆者らは、良し悪しを明確にするために、偶数、4段階を選択した。非該当はNAとした。4段階にする必然性はないが、良し悪しを判別するには適当である。精緻化したと言わんばかりに10段階にする報告もあるが、多段階にしても意味が無い。数量でない場合には、質の代用特性を数値化する（6.2 対象の特性　参照）。

表3 評点、評価、評価基準の関係

評点	評価	評価基準
1	要改善	手順・物・組織・体制等がない
		手順・物・組織・体制等があるが不具合がある
2	やや不十分	手順・物・組織・体制等があるが、一部に不具合がある
		機能・活動の一部に不具合がある
3	適切	機能・活動している
		病院全体に横展開している
4	優秀	上記を仕組みとして（built-in）改善サイクル（PDCAサイクル）を回している 事故・過誤等の不具合事例を分析し、原因究明し、対策を実施し、成果を出している
		人材確保・教育、資源確保、仕組み等を持続可能としている
NA	非該当	当該病院（種別・機能・規模）には該当しない

5 評価の3要件

評価の要件は、以下の3つである。

1 公正性

客観的基準で公正に評価する必要がある。誰でもわかるように、評価項目および基準を明文化し、評価者の主観や、組織（病院）・部署・業務間の不均衡を排除する必要がある。

2 透明性

密室で決めるのではなく、評価表、基準（表3）や決定過程を公表し、病院・医療者に何を期待しているのかを明らかにする。

3 納得性

被評価者（病院・部署・業務担当者）は、自己評価と他者評価を比較し、他者評価を納得することが重要である。評価者と被評価者、評価者間の評価が異なる場合には、違いの理由を明らかにし、納得の仕組みが必要である。従って、評価後の講評と意見交換が必須である。

6 評価対象

1 対象業務

病院のどの業務、どの部分を評価対象にするかを明確にする必要がある。病院機能評価は病院業務全体を、医療安全管理体制相互評価は医療安全管理を、感染防止対策加算における相互評価は感染管理を対象とする。

選定した業務のどの部分を評価対象とするかは、病院の種別・機能・規模等により勘案して、評価項目および評価の要素を選定する。本書では、この視点（対象に柔軟に対応すること）を強調している。

2 対象の特性

社会調査では、対象の特性により、質的研究（評価）、量的研究（評価）、混合研究（評価）に区分する場合がある。この場合、質は定性、量は定量の意味で使っている。

しかし、質管理においては、性状（q1）も量（q2）も質（q）である。

従って、定性的研究（評価）、定量的研究（評価）と記述したほうが、「質」をどの意味で使うかを説明する必要がなく、混乱がない。

また、定性的指標でも、代用特性を用いて数値化し比較・検討できる（表3）。

質（Q）＝f（q・C・D）（表1）に示したように、製品/サービス（q）そのものだけではなく、価格（C）、提供体制（D）も質の要素である。各要素の定性と定量の評価がある。

7 評価項目

評価項目は、評価の目的と評価対象に応じて設定する。

1 評価項目および評価要素の選択

全評価項目(小分類)と評価要素がすべての病院に該当するのではない。病院の種別・機能・規模等を勘案し、非該当（NA）評価項目、非該当（NA）評価要素を選定する必要がある。また、全評価項目、全評価要素が該当する場合でも、重みづけを検討する。

2 評価項目の重みづけ

目的により、また、病院の状況により、評価項目を選定し重みをつける。評価項目は同じで重みづけを変える方法と、評価項目の数や組み合わせを変えて重みづけを変える方法がある。年度ごとに、重点項目を設定する方法もある。

8 評価の主体

自己と他者とでは立場や観点が異なるので、当然、評価が異なる。その違いの理由を明らかにすることが必要である。違いのすり合わせ、すなわち納得と合意形成の仕組みが、今後の進むべき方向を示すうえで重要である。

評価の主体により、以下の3種類に分類できる。

1 当事者評価

当事者評価には、自己評価（組織としての病院）と他者評価（患者・地域）がある。

2 相互評価

"はじめに"で述べたように、同じ標準的点検表、評価基準で自己評価と他者評価を相互評価し、比較検討することが必要である。

2014年4月の診療報酬改定で、感染防止対策加算、感染防止対策地域連携加算が新設され、感染防止対策加算1を算定する複数の医療機関が連携し、互いに感染防止対策に関する評価を行っている場合に算定する。

2018年4月の診療報酬改定では、医療安全対策地域連携加算が設定され、地域における相互評価による安全確保体制構築と実践が評価されるようになった。

感染防止対策加算は、元々、安全管理加算よりも高い点数であったが、改定でさらに差が拡大した。感染管理は重要ではあるが、あくまでも安全管理の一部であり、診療報酬上の評価の逆転は不合理で、筆者は是正を求めている。これを実現するには、多くの病院が、形式ではなく、実質的に適切に地域で相互評価を実践することにつきる。実態が無い、あるいは、期待できなければ診療報酬を付けようがない。

3 第三者評価

第三者評価には、日本医療機能評価機構による病院機能評価、全日本病院協会による質評価・公表（アウトカム評価）事業やISO等の公的な評価がある。また、新聞、雑誌、書籍等による私的な評価もある。

9 評価方法

1 主観的評価と客観的評価

評価で重要なことは、客観的な基準である。しかし、客観的か否かだけではなく、むしろ、主観的（自己）評価と客観的（他者）評価を比較し、評価に違いがあるか、違いがあれば、その程度と理由を知ることがさらに重要である。

自己評価よりも他者評価のほうが客観的とは限らない。すなわち、評価者である他者が、先入観、偏見、個人的評価尺度や評価基準を用いる場合には、客観的とはいえない。評価者訓練を行い、基準を理解させるとともに、評価者による違いを縮減するように合理的に調整する必要がある。

自己評価でも同様のことがいえる。共に、標準的な尺度、基準、項目、方法で評価することが必須である。それが担保されて、初めて、効果的な改善につながるからである。

2 相対評価と絶対評価

評価には、相対評価と絶対評価がある。

相対評価とは、評価対象者間の比較や序列をつける評価である。絶対評価とは、明確な（標準的な）基準と比較する評価である。絶対評価の要件は、① 評価基準を明確にする、② 事実に基づいて（現場を見て）評価する、である。

3 運用上の留意点

① 評価者教育

評価は組織の問題解決、活性化の共通の道具である。人々は多様な価値観（物差し・基準）を持つので、その共有が必要である。物差し・基準とその使い方は、明文化する必要がある。

明文化しないと、評価者の主観（恣意性）が入り、結果説明が具体性に欠け、評価者によって評価基準が異なる等の問題が起きうる。制度の意義、内容や運用上の問題点等を十分理解することが重要である。標準的教材（本書）に基づいて、評価者教育（研修会）を開催している（第2章21ページ2「医療安全管理体制相互評価研修会の趣旨」、21ページ3「医療安全管理体制相互評価研修会プログラム」参照）。

② 評価の心得と留意点・問題点

評価者は、評価の心得（表4）と留意点・問題点（表5）を認識する必要がある。

表4　評価の心得

	評価の心得
1	病院の特性（種別・機能・規模）の理解
2	評価の目的の理解
3	事実に基づく
4	客観性
5	公正性
6	共通の基準に基づく
7	ばらつきが少ない
8	改善提案（教育・指導）の視点
9	面接・現場訪問の重視
10	評価の根拠を明確にする

表5　評価の留意点・問題点

	評価の留意点・問題点
1	寛大化傾向
2	厳格化傾向
3	2極化傾向：極端に良いと悪いを分ける
4	近接効果：直近の出来事を重視
5	中心化傾向：平均点に集中する
6	ハロー効果：一つの項目で、他の項目を評価
7	対比誤謬：自分・自組織と比較する・理想と比較する
8	論理誤謬：積極性や向上心がないと判断する
9	固定化傾向：過去の評価でレッテルを貼る
10	基準の理解不足

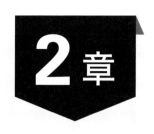

2章

医療安全管理体制相互評価制度と
標準的医療安全管理体制相互評価
点検表作成の経緯

医療安全管理体制相互評価制度と標準的医療安全管理体制相互評価点検表作成の経緯

1 医療安全管理体制相互評価に関する制度

　安全管理は、都道府県の立入検査・適時調査や病院機能評価の重要項目であり、これまでも医療機関は、安全管理に努めてきた。しかし、1999年に、横浜市立大学附属病院での患者取り違い、都立広尾病院での薬剤取り違い事件が発生した。以降、医療界を挙げて、医療事故、医療安全管理体制に関する対策を実施してきた。それにもかかわらず、その後も、重大な医療事故が頻発し、社会問題となっている。

2 医療安全管理体制相互評価の意義

　医療安全管理体制相互評価（以下、相互評価）の意義は、以下の通りである。
①質を評価しなければ向上しない。質の定義（**表1**）から、評価は外部顧客（患者）および内部顧客（職員）がするものである。
②質の評価は容易ではない。特に、医療安全管理は専門性が高く、外部顧客（患者）には評価は困難であり、医療の専門家による評価が必要である。
③改善のためには、主観的（自己）評価と客観的（他者）評価の両方が必要である。
④医療の専門家による相互評価は、主観的（自己）評価と客観的（他者）評価の両者を実施し、その結果を比較検討できる。
⑤認証/認定を目的とせず、改善のための指摘、提案、指導、学習等を目的とする評価である。
⑥医療者間の相互評価による改善（自浄・自律・自立）の仕組みと捉えるべきである。

3 医療安全管理等に関する制度構築の経緯

　医療安全管理等に関する制度構築の経緯は、以下の通りである。
・2000年8月、リスクマネジメントスタンダードマニュアル作成委員会は、国立病院等の安全管理指針作成のための「リスクマネジメントマニュアル作成指針」を報告した。
・2002年4月、医療安全対策検討会議は「医療安全推進総合対策」（報告書）をまとめた。医療安全管理とリスクマネジメントを同義とし、リスクマネジメントを医療に内在するリスクを管理し、患者の安全を確保するという意味を含んで用いている。しかし、リスクマネジメントを組織防衛目的に用いることがあり、この場合、患者の安全管理とは目的が異なるので、筆者は、明確に分けるべきと主張している。

・2002 年 4 月には、「医療安全推進総合対策」（報告書）を基にした医療安全ハンドブックを作成し、広く医療安全の推進について周知した。

・2002 年 8 月、健康増進法に、医療の安全確保に関する、国民の責務、国および地方公共団体の責務、健康増進事業実施者の責務を明記した。

・2002 年 10 月、病院および有床診療所に、医療安全管理体制の整備を義務づけた。

・2003 年 4 月、特定機能病院および臨床研修病院に医療安全管理体制の整備を義務づけた。

・2003 年 4 月、「医療に係る事故事例情報の取扱いに関する検討部会」報告書をまとめた。

・2003 年 6 月、医療安全対策検討会議は、「今後の医療安全対策について」（報告書）をまとめた。

・2004 年の医療法改正により、医療安全管理体制の整備を行う医療機関の拡大等を図った。

・2006 年 4 月、診療報酬改定では、専従の医療安全管理者配置等を要件とした、医療安全対策加算を新設した。

・2006 年 6 月、第 5 次医療法改正（2007 年 4 月実施）で、医療法第 1 条（目的）に、安全確保と、国民、国、病院・診療所・助産所管理者の責務を明記した。管理者の義務として、①医療の安全を確保するための指針策定、②従業者に対する研修実施、③その他の当該病院、診療所または助産所における医療の安全を確保するための措置を講じること、とした。

　すべての病院と有床診療所に①安全管理指針、②事故等の院内報告制度、③安全管理委員会、④安全管理のための職員教育等の安全管理体制を整備することを義務づけた。

　特定機能病院、臨床研修病院には、⑤医療安全管理者（特定機能病院では専任）、⑥医療安全管理部門、⑦相談窓口の設置を義務づけた。

・2007 年 3 月、医療安全管理者の質の向上に関する検討作業部会が、『医療安全管理者の業務指針および養成のための研修プログラム作成指針―医療安全管理者の質の向上のために―』を報告した。

・2007 年 3 月、集中治療室（ICU）における安全管理指針検討作業部会は「集中治療室（ICU）における安全管理指針」と「重症患者のうち集中治療を要する患者の安全管理指針」を報告した。

・2007 年 4 月、無床診療所にも安全管理体制の整備を義務づけた。

・2009 年 1 月、産科医療補償制度が施行された。分娩に関連して発症した重度脳性麻痺児に対する補償と、脳性麻痺の原因分析・再発防止が目的である。

・2014 年 6 月、医療事故調査制度が制定され、2015 年 5 月に省令・通知が公布された。

・2015 年 10 月、医療事故調査制度が施行された。病院管理者は、医療に起因した予期しない死亡または死産を、遺族に説明し、院内医療事故調査を実施するとともに、遅滞なく、医療事故調査・支援センターへの報告を義務づけた。

・2016 年 6 月、医療法施行規則改訂で、病院管理者（院長）に、全死亡事例を把握することを義務づけた。また、特定機能病院の管理者に、「特定機能病院間相互のピアレビュー」を 2017 年度から毎年実施することを義務づけた。

4 医療安全管理体制相互評価の経緯

前節で提示した医療安全管理等に関する制度構築を経て、相互評価を自主的に実施している団体は以下の通りである。団体毎に特徴があり、評価手法等は標準化されていない。

1 国立大学附属病院長会議

国立大学附属病院長会議常置委員会は 2000 年、「医療事故防止のための相互チェック」を導入、2009 年、「医療安全・質向上のための相互チェック」を開始し、医療安全と感染対策を分離した。2019 年度より公立大学病院 8 施設が加わり、計 51 施設で実施している。調査項目は、安全対策を進めるべき分野を重点項目として設定してきた。

2021 年度の相互チェック実施にあたり、常置委員会のもとに、「医療安全・質向上のための相互チェック実施に伴う重点項目の評価方法と基準の作成等に係るワーキンググループ」を設置し、重点項目のチェック項目、及び評価方法を策定した。

2 独立行政法人労働者健康安全機構

2002 年度から「北陸 3 労災病院医療安全相互チェック」を行っていた。全病院共通の「医療安全チェックシート」を 2005 年 4 月に導入した。ホームページでは、各病院で医療安全に関する取り組みを自己点検しています、としているが、相互評価に関しては触れていない。3 ～ 4 病院を 1 グループとした 11 グループが相互評価している。

3 私立医科大学病院協会

私立医科大学病院協会は 2006 年から特定機能病院である本院間で「相互ラウンド・サイトビジット」および「医療安全相互ラウンド自己評価」を実施している。第 2 回目は一部の分院、第 3 回目以降は全ての分院に募集している。2011 年度から、感染管理と連携して実施している。2018 年度から、相互ラウンドに本院 29 病院に加えて、ナショナルセンター等 7 施設が含まれる。

4 国立病院機構

国立病院機構は、病院間相互チェック体制を整備し、2011 年から試行、2013 年から「病院間における医療安全相互チェック実施要綱」に基づき、本格実施している。

2019 年医療法施行規則改訂を受けて、2020 年以降の医療安全管理体制については、「国立病院機構における医療安全管理のための指針」によることとした。

2018 年度で二巡目を終了した。2019 年度はセーフティネット分野の病院で、「重症心身障害」「神経筋難病」「精神科医療」に特化したチェックシートにより、3 年間 1 巡で実施することとし、セーフティネット分野以外の病院は、「転倒・転落防止策の実施状況の評価」を単年度で実施した。

5 全日本病院協会の取り組み

1 標準的医療安全管理相互評価点検表作成の経緯

　全日本病院協会（以下、全日病）の医療の質向上委員会は、相互評価の前提として、標準的研修プログラム、教材、標準的医療安全管理体制相互評価点検表（以下、標準的点検表）が必要と考えた。
- 2017年10月頃から標準的研修プログラム、教材、標準的点検表の検討を開始した。
- 2018年3月、厚生労働省は、医療安全対策地域連携加算を2018年4月に導入すると公表した。しかし、相互評価に関する研修プログラム、教材、標準的点検表は存在しなかった。
- 2018年3月、医療安全管理体制相互評価研修会を企画し、研修プログラムを作成し受講者を募集した。
- 2018年5月、作成した研修教材に基づいて、第1回医療安全管理体制相互評価研修会を実施し、標準的点検表案を検討した
- 2018年6月、標準的点検表案と改訂した教材に基づいて、第2回医療安全管理体制相互評価研修会を実施した。
- 2018年6月、標準的点検表案をさらに改訂し、評価項目解説集を検討した。
- 2018年7月、標準的点検表改訂案に基づき、練馬総合病院が自己評価した。
- 2018年9月、標準的点検表案と評価項目解説集に基づいて、第3回医療安全管理体制相互評価研修会を実施した。研修会で、練馬総合病院における自己評価結果を報告した。これに基づいて、相互評価者の立場で、事情聴取と評価、講評を演習した。
- 2018年9月、標準的点検表改訂案に基づき、練馬総合病院が再度、自己評価し、併せて他者評価を受けた。
- 2018年9月、自己評価と他者評価の経験に基づき、標準的点検表改訂案および評価項目解説集を改訂した。
- 2018年10月、標準的点検表および評価項目解説集をまとめた。

2 医療安全管理体制相互評価研修会の趣旨

　全日病主催の医療安全管理体制相互評価研修会の開催趣旨は、以下の通りである。
①相互評価の意義と内容を理解し、適切に評価（自己・他者）できる人材を育成する。
②相互評価の先行事例が複数あるが、評価項目等が共通ではなく、一般化・標準化していない。したがって、標準的研修プログラム、標準的研修教材、標準的点検表を作成する。
③全日病版「標準的医療安全管理体制相互評価点検表案」と「評価項目解説集」を提示して、受講者とともに意見交換して修正した。

3 医療安全管理体制相互評価研修会プログラム

　全日病主催の第1回から第3回までの、医療安全管理体制相互評価研修会プログラムを表1-1、表1-2、表1-3に提示した。
　標準的な教材・点検表を用いた、標準的な研修プログラムと考えるが、ご意見、ご指摘をい

ただき、改善（改訂）している。

表1　全日本病院協会　医療安全管理体制相互評価研修会プログラム
表1-1　第1回研修会プログラム
「平成30年度 第1回医療安全管理体制相互評価者養成講習会」プログラム
1日目　5月12日（土）

開始	終了	概　要	講師・演者（敬称略）
13：00	13：05	開会挨拶	
13：05	13：10	趣旨説明	医療の質向上委員会 委員長　飯田　修平
13：10	14：00	医療安全管理の基本的考え方（講義） ―医療・安全・管理の基本―	練馬総合病院 院長　飯田　修平
14：00	14：50	医療安全管理体制構築 ―管理者の立場から―	ひたちなか総合病院 名誉院長　永井　庸次
14：50	15：00	休憩	
15：00	15：40	医療安全管理体制構築 ―安全管理担当者の立場から―	東邦大学医学部 講師　藤田　茂
15：40	16：20	グループ討議（事前課題を参考に） 自院の医療安全管理体制の現状把握	
16：20	16：30	休憩	
16：30	17：10	病院機能評価における 安全管理の視点と診療記録監査の要点	東邦大学医学部 教授　長谷川友紀
17：10	18：00	医療安全管理体制相互評価の実際	東邦大学医療センター大森病院 看護部副部長　中澤　恵子

2日目　5月13日（日）

開始	終了	概　要	講師・演者（敬称略）
9：00	9：35	データマネジメント（医療事故データ収集/ 分析、死亡事例の把握とデータベース化）	練馬総合病院 質保証室長　小谷野圭子
9：35	11：00	グループ討議 安全管理点検項目・点検チーム構成の検討	
11：00	11：10	休憩	
11：10	12：00	中間発表 安全管理点検項目・点検チーム構成	
12：00	12：50	昼食休憩	
12：50	14：00	グループ討議：点検表の検討 　　　　　相互評価用・自己評価用	
14：00	14：10	休憩	
14：10	15：00	発表：点検表・相互評価用・自己評価用	
15：00	15：30	各自：安全管理点検表（自己評価用）記入	
15：30	15：40	休憩	
15：40	16：15	演習　グループ内で相互評価	
16：15	16：45	発表：グループ内の相互評価の結果	
16：45	16：55	まとめ	医療の質向上委員会 副委員長　永井　庸次
16：55	17：00	閉会挨拶	

表 1-2　第 2 回研修会プログラム

「平成 30 年度 第 2 回医療安全管理体制相互評価者養成講習会【運用編】」

1 日目　6 月 29 日（金）

開始	終了	概　要	講師・演者（敬称略）
13：00	13：05	開会挨拶	
13：05	13：15	趣旨説明	医療の質向上委員会 委員長　飯田　修平
13：15	13：45	医療安全管理の基本的考え方	練馬総合病院 院長　飯田　修平
13：45	14：15	制度解説	ひたちなか総合病院 名誉院長　永井　庸次
14：15	14：25	休憩	
14：25	15：25	GW1　テーマ選択（複数） 患者確認、薬剤投与、患者搬送、タイムアウト、院内報告制度、危険行為に関する情報収集と対応、死亡患者の事故性の判断	
15：25	15：35	休憩	
15：35	16：35	GW2　生じやすい医療事故様態、不具合を挙げる（複数）	
16：35	16：45	休憩	
16：45	17：30	GW1＋GW2　発表	
17：30	18：00	医療安全管理体制相互評価の実際	東邦大学医療センター大森病院 看護部副部長　中澤　恵子

2 日目　6 月 30 日（土）

開始	終了	概　要	講師・演者（敬称略）
9：00	9：30	病院機能評価における安全管理の視点と診療記録監査	東邦大学医学部 教授　長谷川友紀
9：30	10：30	GW3　評価方法を考える 場所、情報源、評価の要点 etc	
10：30	10：40	休憩	
10：40	11：25	GW3　発表	
11：25	12：25	GW4　ロールプレイと改善	
12：25	13：25	昼食休憩	
13：25	14：25	GW4　発表	
14：25	14：35	休憩	
14：35	16：00	パネル討議：医療安全相互評価を医療安全体制構築にいかに活用するか	練馬総合病院 院長　飯田　修平
16：00	16：10	休憩	
16：10	16：55	総合討論	練馬総合病院 院長　飯田　修平
16：55	17：00	閉会挨拶	

表 1-3　第 3 回研修会プログラム

「平成 30 年度 第 3 回医療安全管理体制相互評価者養成講習会【運用編】」プログラム

1 日目　9 月 1 日（土）

開始	終了	概　要	講師・演者（敬称略）
13：00	13：05	開会挨拶	常任理事　飯田　修平
13：05	13：10	趣旨説明	医療の質向上委員会 委員長　飯田　修平
13：10	13：30	制度の概要と相互評価点検表の現状	練馬総合病院 院長　飯田　修平
13：30	13：50	相互評価点検表の役割	ひたちなか総合病院 名誉院長　永井　庸次
13：50	14：10	相互評価点検表の概要 ―項目の意味を考える―	東邦大学医学部 教授　長谷川友紀
14：10	14：20	休憩	
14：20	15：10	GW1 自己評価を参考に評価の視点修正	全日病版点検表から評価項目選定
15：10	15：20	休憩	
15：20	16：10	GW2　評価の要素の過不足を検討	
16：10	16：20	休憩	
16：20	17：10	GW1＋GW2　発表	
17：10	17：20	休憩	
17：20	18：00	医療安全管理体制相互評価の実際①	東邦大学医療センター大森病院 看護部副部長　中澤　恵子

2 日目　9 月 2 日（日）

開始	終了	概　要	講師・演者（敬称略）
9：00	9：20	評価とは何か	練馬総合病院 院長　飯田　修平
9：20	9：50	医療安全管理体制相互評価の実際②③	平塚市民病院 医療安全管理室長　奥貫　由美 公立昭和病院 医療安全部　田島　直美
9：50	11：10	GW3　評価方法を考える（適宜休憩）	
11：10	12：10	GW3　発表	
12：10	13：00	昼食休憩	
13：00	14：00	GW4　具体的質問・判断基準を考える	
14：00	14：10	休憩	
14：10	15：25	GW5　某急性期一般病院を模擬評価	評点記入、講評、評価者を評価
15：25	15：35	休憩	
15：35	15：50	練馬総合病院における点検表の適用報告	練馬総合病院 薬剤科長　金内　幸子
15：50	16：40	総合討論：医療安全体制構築	
16：40	16：55	まとめ	
16：55	17：00	閉会挨拶	常任理事　飯田　修平

表 1-4　令和 4 年度第 2 回医療安全管理体制相互評価者養成講習会【運用編】プログラム
1日目　10月22日（土）

開始	終了	概　要	講師・演者（敬称略）
13：00	13：05	開会挨拶	
13：05	13：10	趣旨説明	医療安全・医療事故 調査等支援担当委員会委員 飯田　修平
13：10	13：40	事前講義に関する質疑・追加説明　※	
		・制度の概要と標準的相互評価作成の経緯	練馬総合病院名誉院長 ・医療の質向上研究所 飯田　修平
		・評価とは何か	
		・相互評価点検表の役割	日立グローバルライフ ソリューションズ（株） 統括産業医　永井　庸次
		・相互評価点検表の概要　―項目の意味を 考える―	東邦大学医学部教授　長谷川友紀
13：40	14：40	GW1　自己評価して、標準的点検表の 解 釈に困った事項を検討、改善提案	
		全日病版標準的点検表から Gr 毎に検討す る評価項目を指定	
14：40	14：50	休憩	
14：50	15：30	GW1　発表	
15：30	16：40	GW2　評価者の立場で対象病院の特性に 応じた評価方法（項目、要素、確認 の場・相手）を考える	
		規模（大・中・小）、機能（急性期・療養・ 回復期リハ・精神）	
16：40	16：50	休憩	
16：50	17：40	GW2　発表	
17：40	18：00	W3　各人が、某病院の自己評価を見て、 評価者の立場で具体的質問を考える	
		対象病院は、1.大規模・2.中規模・3.小規 模急性期の 3 種類想定	

2日目　10月23日（日）

開始	終了	概　要	講師・演者（敬称略）
9：00	10：20	GW3　某病院の自己評価を見て、評価者 の立場で具体的質問を考える	
		対象病院を、1.大規模・2.中規模・3.小規 模急性期の 3 種類想定	
10：20	10：30	休憩	
10：30	11：40	GW4　某病院を模擬評価（事情聴取）する	某病院概要（規模/機能）を提示
11：40	12：30	昼食休憩	
12：30	13：30	GW5　事情聴取に基づく評点・講評記入	項目毎
13：30	13：40	休憩	
13：40	14：20	GW5　評点・講評記入　発表	
14：20	14：50	GW6　講評・評価者を評価	
14：50	15：00	休憩	

15：00	15：30	GW6　講評・評価者を評価　発表	
15：30	15：40	休憩	
15：40	16：10	標準的点検表による相互評価の実際	（受審側・審査側）
16：10	16：55	総合討論：医療安全体制構築・評価方法	
16：55	17：00	まとめ	

※本講習会は事前視聴動画（e-learning 70分程度）及び配布資料がございます。詳細は別途ご連絡いたします。

6　医療安全管理体制相互評価に関する厚生労働科学研究費補助金事業

1　概要

医療安全管理体制、相互評価の実施状況を把握するとともに、相互評価に係る課題を抽出し、全日本病院協会の相互評価のための研修プログラムを改善し、標準的研修プログラムとして実際に実施することにより、効果を実証することを目的に、2021-2022年度厚生労働科学研究費補助金事業「医療機関の医療安全の連携の現状把握及び促進する手法の開発に関する研究」（代表研究者　飯田修平）を実施した。

2021年度の受講者のアンケート調査（6.2.3）に基づき、教材とプログラムを改訂して、2022年6月、10月にe-learning（事前学習）を導入し、医療安全管理体制相互評価者養成講習会を開催した（表1-4）ところ、評価が高かった。

2　結果

2021年度と2022年度10月までの結果概要を紹介する（詳細は、報告書[15]参照）。

① 医療安全体制・相互評価の現況のアンケート調査

全国の病院から病床規模で層化抽出した3,166病院を対象に、郵送法によるアンケート調査を2022年1月7日発送、1月28日回収という日程で実施した。また同日程で、全日本病院協会の医療安全管理相互評価研修プログラム受講者391名に対して、研修内容の評価、改善点等について質問項目を設定、アンケート調査を実施した。

全国の病院を対象としたアンケート調査の有効回答率は20.7%（654/3,166）であった。約8割の病院が同じまたは隣接する市区町村の開設主体が異なる医療機関と相互評価を実施しており、常設の相互評価実施のための部署を設置している。研修受講者を対象としたアンケート調査の有効回答率は40.9%（160/391）であった。約9割の受講者が研修内容に満足していた。

② 相互評価についてのインタビュー調査

国立病院機構、労働者健康安全機構、国立大学病院長会議、私立医科大学協会、南大阪医療安全ネットワーク（ベルランド総合病院）に、対面とオンラインを併用し、インタビュー調査を実施した。

相互評価の点検表と教育プログラムについてのインタビュー調査では、評価者研修を行って

いる団体はなく、評価基準や評価方法の標準化、総合的質の確保が課題であると考えられた。各団体が重点項目の評価を重視する傾向にある中で、医療安全体制に関わる基礎的な部分の標準的評価項目と評価方法（評価者の研修等）の確立が必要であることが示唆された。

③ 全日本病院協会の受講者に対するアンケート調査

　2018-2020年の研修プログラム受講者（391人）を対象にアンケート調査を実施した。

　相互評価を実施する目的として、自己評価では気づかない医療安全上の課題の抽出、地域連携の強化、医療安全に関する継続的な改善活動の促進等を目的と捉えている研修参加者が多く、相互評価の趣旨が広く理解されている。また、相互評価を実施していない病院の参加があり、実施を検討している病院にも有用であると考えられる。

　研修内容の満足度は高く、相互評価制度に対する理解を促進する上で有用だと考えている受講者が多かった。また、実際に点検表を用いて評価する上で、評価の考え方、評価項目の解説、評価準備や評価の実際の運用方法についても有用性が高いと考えている。研修形態の希望は、講義形式が多いが、評価の実際の運用方法は、講義に加えて、模擬ヒアリング（対面）やヒアリング動画を用いた解説なども多い。

　研修内容の改善点としては、研修時間に比して内容量が多い点や、前提知識がないと理解が難しい点が指摘された。しかし、事前に配布した資料（教材）、標準的相互評価点検表、『医療安全管理体制相互評価の考え方と実際』を読み、準備しておけば問題ないはずである。

　一般に、他の講習会においても、講習会に参加すれば、事前準備は不要であると考える受講者が多いことが問題である。

　一方、グループワークで他院の医療安全の取り組みや相互評価の実施状況を知る機会が得られたという意見もあった。

　全日本病院協会以外に医療安全管理体制相互評価に特化した研修実施例がなく、相互評価についての意見交換の場としても、本研修会の意義がある。

3章

標準的医療安全対策地域連携相互評価点検表の役割と現状

標準的医療安全対策地域連携相互評価点検表の役割と現状

1 標準的医療安全対策地域連携相互評価

1 標準的医療安全対策地域連携相互評価の目的

　医療安全管理体制相互評価（以下、相互評価）の目的は、医療安全管理体制とその現況を把握し、自院・他院を比較し、強み・弱みを判断・評価し、改善に資することである。あらさがし、弱い者いじめではない。

2 標準的医療安全対策地域連携相互評価における役割分担

　安全管理より早く、感染対策防止加算（現在は感染対策向上加算）を申告している施設も多く、感染管理担当部門・担当者だけで相互評価していることも多い。医療安全対策地域連携加算1と2では病床規模・機能も異なるので、慎重に判断・評価しなければ相互評価を継続できない。感染対策向上加算の相互評価では、感染担当医師、看護師等2名以上の参加が必須である。医療安全の相互評価では安全担当、感染管理担当、医薬品安全管理担当、医療機器安全管理担当、診療用放射線安全管理担当、安全管理担当の副院長等の参加が望ましい。

　相互評価はチームで相互評価する。限られた時間での訪問評価は難しいので、自己評価結果を事前に評価側病院に渡し、問題点等を把握し、評価の重点項目を決める。自己評価は現場の業務を熟知する担当者が事実・データに基づき判断・評価する。標準的医療安全管理体制相互評価点検表（以下、標準的点検表）を含めて本書を活用していただきたい。

3 標準的医療安全対策地域連携相互評価における病院長の役割

　管理（PDCA）サイクルを回すには院長の関与が必須であり、以下の事項を考慮する必要がある。
・相互評価を効果的に支援する責任がある。
・職員を相互評価に定期的、積極的に参加させる。
・相互評価に基づき確実で信頼できる情報を得る。
・相互評価工程の透明性・公平性など法的・倫理的にも問題ないものにする。
・相互評価の結果に基づき、医療安全管理の仕組みを変革・改善する。
・標準的点検表を基に相互評価に資する職員教育と能力を評価する。
・相互評価に必ず参加する。

4 標準的医療安全対策地域連携相互評価における留意事項

　相互評価における留意事項は次の通りである。

・相互評価の結果を互いの担当者・管理者に還元する。
・評価結果に基づく改善策を検討・実践する。
・病院全体で展開する（複数の情報源で確認する、データの傾向を観察する）。
・個人ではなく組織の仕組みと、その成果を評価する。
・組織としての遵守状況を評価する。
・自己評価、相互評価の仕組みを継続的に改善する。
・職員の教育・訓練が必須である。
・組織的に構築した担当部門で対応する。
・医師の参加が必要である。

5 標準的医療安全対策地域連携相互評価に関する職員教育

　自己評価、他者評価を職員の教育・訓練の機会にする。判定基準が職員によりばらつかないように、標準的点検表使用時の留意点を教育・訓練する。院内医療事故調査の事情聴取と同様に、相互評価を責任追及の場にしないように教育・訓練する。相互評価の情報源を明確にし、実際の業務遂行状況の観察、安全管理の遵守状況の判断・評価訓練、訪問審査時の意思疎通技術、評価結果の記述方法等を繰り返し教育・訓練する。

6 標準的医療安全対策地域連携相互評価における障壁

　相互評価の障壁には以下がある。
・自己評価を含め、相互評価に対する方針がない。
・相互評価を否定的にみる。
・相互評価を教育より懲罰と考える。
・相互評価を喫緊の課題と考えない。
・相互評価を独自のやり方で実施する。
・相互評価を標準化していない。
・相互評価手順（書）がない。
・相互評価者が能力不足である。
・相互評価に有用で十分な情報がない。
・相互評価を評価する仕組みがない。

2 標準的医療安全管理体制相互評価点検表

1 標準的医療安全対策地域連携相互評価点検表の目的

　標準的点検表は、組織の医療安全管理の適・不適を図る尺度である。標準的点検表は院内の安全管理体制の構築と組織的な運用を問うものである。基準・規程・手順・マニュアル・教育の有無だけではなく、遵守状況を検証する。
　安全管理部門と各評価担当者の評価がずれる場合があり、評価者の力量と評価基準をすり合わせる必要がある。訪問評価者の職種等の選択と役割分担の明確化に標準的点検表を活用する。

2 **標準的医療安全対策地域連携相互評価点検表による管理指標・管理水準設定**

標準的点検表により相互評価を標準化・可視化・共有できる。訪問評価する場合と評価を受ける場合は、標準的点検表を用いて相互評価する。自己評価と他者評価を比較し、違いを把握・判断・評価し、自院の強み・弱みと優秀事例（ベストプラクティス）を把握し、改善策を考え、実施するという PDCA サイクルを回す。

全評価項目を、全病院に一律に適用するのではない。自院・他院の現状・機能に合わせて考える。チェック項目は当該医療機関の実情・機能に合わせ適宜増減する。標準的点検表（5 章 36 ページ）と施設概要票（病院の規模・機能、7 章 128 ページ）に基づいて、管理指標（評価項目・評価の視点）と管理水準（評価の要素）を選定する。

3 **評価の要素**

標準的点検表の評価要素の例を以下に示す。
・手順・マニュアル等を整備している。
・安全・質に関するリスクを特定している。
・インシデント・不具合報告を収集・分析し、その結果を現場に還元している。
・予防・是正処置を実施している。
・苦情を検証・評価している。
・医療安全に関する成果を収集・検証・管理している。
・臨床指標を監視・ベンチマークしている。
・手順・指針・ガイドライン等の遵守状況を監視している。
・医療安全に関する法令を遵守している。
・院内の意思疎通を推進し、情報交換を維持している。
・改善の仕組みを構築している。
・定期的に自己評価・内部監査・外部（第三者）評価を実施している。
・患者に成果を説明している。

---

3 標準的医療安全管理体制評価の現状

標準的医療安全管理対策地域連携相互評価と点検表の現状を個別に述べる。

1 **労働者健康安全機構**

労働者健康安全機構は医療安全チェックシートによる会員病院同士を相互評価している。本部による基本共通テーマ項目（病院理念、指針、医療安全にかかわる委員会、安全管理部門、事故報告等改善方策の実施等）とグループごとの独自項目（医療の標準化、患者の知る権利の保護と情報提供の共有、患者参加促進等）をチェックしている。独自のチェック票はグループ病院ごとで作成し本部は関与していない。しかし、評価の視点、各項目の医療安全上の問題点やその背景・文脈、許容水準、ベストプラクティス等が明確でない。

2 厚労省の医療安全地域連携シート

「医療安全における医療機関の連携による評価に関する研究」に基づくものである。医療安全地域連携シートとともに活用実践ガイドが活用できる。医療安全管理体制の整備状況を整備の有無だけで評価せずに、どのように実施しているか、未実施の場合の課題は何かなどを自己評価と他者評価を通じて評価し、情報を共有化するものである。当該シートを活用し、自己評価による自施設の課題整理、他者評価による自施設の安全管理体制を評価する機会を設けるものである。

大項目は①医療安全管理者、部門、委員会の活動状況の評価で自施設の課題の明確化と取り組みのヒントを共有する、②各部門の医療安全対策を評価し、取り組みのヒントを共有する、③医療安全に関わる個別テーマの取り組みを評価するである。各大項目は中項目、小項目で構成されている。

3 国立病院機構の医療安全相互チェックシート

厚生労働省が推奨する国立病院機構の医療安全相互チェックシートは、セーフティネット（重症心身障害、神経筋難病、精神科医療）と重点課題分野（転倒転落防止、食事中の窒息防止等）の評価で、医療安全全般の評価ではない。加算取得、病院間の組み合わせ、結果の収集は個々の会員病院の裁量に任せている。評価票は事務局が作成している。セーフティネット評価と重点課題分野評価の仕組みは異なっている。評価票等の教育・研修は未実施である。結果報告は1カ月以内にA4判2～3ページである。改善策は相手側病院と事務局に提出している。

しかし、評価はYes/No方式で、評価基準は未整備であり、相互評価の医療安全に対する効果は不明であり、重複チェック項目も多い。

4 感染対策向上加算相互評価の内訳

感染対策向上加算1は、地域の他医療機関と連携し、組織的な感染防止対策の基幹的な役割を果たす医療機関を評価する。加算1の病院は保健所・地域医師会と連携した、加算2・3医療機関と合同の年4回程度以上の定期的な院内感染対策カンファレンスを実施し、少なくとも1回の新興感染症発生等想定訓練の実績、加算1の病院同士の年1回以上の相互訪問評価が必要である。加算2・3の病院は、年4回程度以上の加算1医療機関が主催する定期的な院内感染対策カンファレンスと、年1回以上の同医療機関が主催する新興感染症発生等を想定した訓練に参加が必要である。

相互評価の際の留意点を以下に示す。
・複数加算1の医療機関が同一の医療機関を評価できる。
・訪問評価は当該加算にかかる「感染制御チーム」を構成する職種（医師、看護師、薬剤師、臨床検査技師）のうち「医師および看護師」を含む2名以上で行う。
・評価は「リアルタイムでの画像を介したコミュニケーション（ビデオ通話）が可能な機器を用いて実施」しても良い。

4 評価の実際

1 評価の手段

　相互評価の手段に現場確認、事情聴取、手順確認等がある。どの手段を選択するかは、項目により一定の基準を設ける。実情に合わせて、以下のように試行錯誤している。

・チェック項目は当該病院の実情に合わせて適宜増減する。
・評価を受ける病院は、標準的点検表に基づいた自己評価結果を評価実施病院に提出する。
・その結果をもとに、評価実施病院は訪問評価者の人選と重点評価項目を決定する。
・評価を受ける病院は、当日までに根拠となる書類等を準備する。
・机上審査と病棟等への訪問審査をグループごとに実施する。
・評価実施病院は、内容を説明する。改善が必要、不十分な項目はその理由を説明する。
・評価実施病院はできるだけ早期に評価結果報告書（1 カ月以内に A4 判 2～3 ページ程度）を被評価病院に送付する。

2 評価項目の選定

　医療安全対策加算・医療安全対策地域連携加算と感染対策向上加算の仕組みは同一ではなく、同様にはできない。急性期と地域包括ケア・回復期・療養型病院では医療安全重点項目が異なり、相互評価では被評価病院の種別・規模・機能に配慮が必要である。評価項目数が多いので、概ね半日の訪問では評価可能項目は限られる。書類審査項目と現場訪問が必要な項目の区分、被評価病院の自己評価結果を参考に事前に検討する。

3 評価結果

・講評は部門ごとに実施する。
・マニュアル・委員会等も標準的点検表に沿って評価・講評する。
・机上評価と現場巡視を通して、最初によい点、次いで改善点を述べる。
・評価実施病院は内容を説明する。改善が必要・不十分な項目はその理由を説明する。
・評価実施病院は可及的早期（1 か月以内）に評価結果報告書を被評価病院に送付する。

　講評は部門ごとに 30 分程度実施する。マニュアル・委員会等についても標準的点検表に沿って評価・講評する。机上評価と現場巡視を通して、最初に良い点、次いで改善点を述べる。

　以上、相互評価と標準的点検表の役割と現状を述べた。相互評価の機会が増えて、相互評価・点検表の知見が集まることを期待する。

4章

標準的医療安全管理体制相互評価
点検表の概要

4章 標準的医療安全管理体制相互評価点検表の概要

1 標準的医療安全管理体制相互評価点検表の構成

　標準的医療安全管理体制相互評価点検表（以下、標準的点検表）は、大分類 8、中分類 22、小分類 78 で構成している。このうち大分類 8「感染管理」は感染防止地域連携加算を取っている場合には省略してよい。

　大分類、中分類は内容を表し、実際の評価は小分類に対して行う。評価の視点は、小分類の内容を表し、評価の要素は、評価において必ず確認すべき内容を示す。下の例では、「1.1.1　指針の策定と定期的な見直し」が評価の対象であり、評価においては、「①指針を策定している。」「②定期的に内容を見直している。」「③最新版を容易に職員が参照することができるようにしている。」の 3 つを確認する。

1　医療安全管理体制の整備（大分類）
1.1　組織体制（中分類）
1.1.1　指針の策定と定期的な見直し（小分類）

評価の視点
医療安全に関する指針を整備し、内容について定期的に見直している。

評価の要素
①指針を策定している。
②定期的に内容を見直している。
③最新版を容易に職員が参照できるようにしている。

---

2 標準的医療安全管理体制相互評価点検表の運用

　1章「評点、評価、評価基準の関係」の表 3（18 ページ）に基づいて評価する。

　評価にあたっては、1 部署ではなく、複数の部署・情報源から得た情報に基づき評価することが望ましい。病院組織にどの程度定着しているかが明らかになるからである。また、点検表の考え方、解説と異なる方法を採用している場合には、病院の考え方・手法を確認し、当該評価項目の目的を達成しているかどうかの観点から評価する。標準的点検表に示しているのは、あくまで標準的な考え方と手法である、異なった手法であっても、当該評価項目の目的達成は

可能だからである。例えば、小分類「4.3.7 ②1 施用毎に取り揃える等、誤調剤を防止する仕組みを構築している。」では、注射薬の1施用ごとの取り揃えができない場合においても、薬剤の混同（昼と夜の点滴での投与薬剤の混同）等が起きないような手法（昼と夜の薬剤を別々のビニール袋に入れて払い出すなど）を取っていれば、適切と判断してよい。

3 2つの評価の方法

評価には、総括的評価（summative evaluation）と形成的評価（formative evaluation）がある。前者は、試験の合否、研修終了の判定などを行うものであり、後者はフィードバックによる改善を目的とした。過程についての意思決定である。医療安全体制相互評価点検は、形成的評価であり、その目的は、①点検を受ける病院の現状把握（良い点、改善すべき点を含めて）、特に改善すべき内容を特定し、改善を支援すること、②点検を行う側の病院では、他病院の点検を介して、医療安全についての知識と経験を深めることである。相互に学ぶ絶好の機会である。

評点にあたっては、点数のみではなく、コメントの記載が重要であり、講評および意見交換において、当該病院の考え方、手法を踏まえたうえで、改善に資する意見交換を図ることが望ましい。また、事後には改善の状況を確認できるようにすることが重要である。

5章

標準的医療安全管理体制 相互評価点検表

※この章はダウンロードできます。

標準的医療安全管理体制
相互評価点検表

評価項目分類					評価の視点
大分類		中分類		小分類	何をすべきか
1 医療安全管理体制の整備	1.1	組織体制	1.1.1	指針の策定と定期的な見直し	医療安全に関する指針を策定し、内容を定期的に見直している。
			1.1.2	組織的な位置づけ	医療安全にかかわる部署、委員会等を組織図上、明確に位置づけている。
			1.1.3	権限の明確化	医療安全にかかわる部署、委員会等の権限を明確にしている。
			1.1.4	手順・マニュアル作成における医療安全面の配慮	手順・マニュアル作成時に医療安全面から検討し、承認手続きを定めている。
			1.1.5	患者相談の利用	患者相談事例のうち、医療安全に関しては、医療安全部門に報告する仕組みを構築している。
			1.1.6	外部情報の収集と活用	医療安全にかかわる院外の状況について情報収集し、安全管理の向上の参考とし、院内に周知、研修等に利用する仕組みを構築している。
	1.2	医療安全に関する院内情報収集	1.2.1	院内報告制度の構築	ヒヤリ・ハット等、院内報告の対象を明確にし、報告、分析、再発防止策の検討・導入、効果を検証している。
			1.2.2	アクティブサーベイランス（積極的監視）の実施	医療事故が疑われる事例を積極的に把握している。
			1.2.3	死亡事例の把握と検討	院内死亡事例を検討している。
			1.2.4	外部機関の医療事故報告事業への参加	医療機能評価機構の医療事故情報収集等事業やPMDAへの報告制度等に参加している。

組織図、業務工程図（概要図・詳細図）、
点検表、手順書等作成を推奨する

評価：4 優秀、3 適切、2 やや不十分、1 要改善、NA 非該当

評価の要素	自己評価	他者評価	備考 （判断の基準・参考等）	評価項目、 評価の視点に 関する改善提案
具体的行動　何をしているか（実績を確認する）				
① 指針を策定している。 ② 定期的に内容を見直している。 ③ 最新版を容易に職員が参照できるようにしている。				
① 実態を反映した組織図を作成している。 ② 主要な職場（部署）、職種を反映した委員会構成としている。 ③ 医療安全管理担当部門に専任の医師を配置している（加算1の場合）。				
① 権限を明らかにしている。 ② 権限を適切に行使する仕組みを構築している。				
① 手順・マニュアルの承認手続きを、病院として明確にしている。 ② 手順・マニュアル作成にあたって、医療安全部門が確認・参加している。				
① 患者相談内容を分類・集計している。 ② 医療安全に関する相談事例を医療安全部門に伝えている。 ③ 医療安全部門で適切に対応し、記録している。				
① 医療安全に関する外部情報を収集している。 ② 外部情報を参照し、自院の状況を鑑みて、改善の必要性等を検討し、関連部署等に周知している。 ③ 職員研修等で活用している。				
① 院内報告制度に報告すべき事例を明確にしている。 ② 分類・集計を定期的にしている。 ③ 重要な事例に対しては RCA（Root Cause Analysis：根本原因分析）等の手法を用いて原因分析、再発防止策を立案している。 ④ 実施した再発防止策の効果を検証（遵守率、類似事例の減少等）している。 ⑤ 検証結果を還元しさらなる改善につなげている。				
① 医療事故が疑われる事例を積極的に把握している。死亡・合併症検討会（Mortality Morbidity Conference：M&M カンファレンス）、診療記録監査、事象監査（オカレンスレビュー）、定期的な病棟訪問、Global Trigger Tool 等。				
① 死亡事例の発生を病院管理者が速やかに把握する体制がある。 ② 死亡事例の医療事故の可能性を検討している。				
① 医療機能評価機構の医療事故情報収集等事業（医療事故、ヒヤリ・ハット）に参加している。 ② PMDA への事例報告の仕組みを構築している（実績についても確認する）。				

評価項目分類					評価の視点
大分類	中分類		小分類		何をすべきか
2 医療事故発生時の対応	2.1	報告と早期対応	2.1.1	医療事故発生の報告体制を構築している	報告対象の基準、時間外を含む連絡先、委員会等の召集方法等を決めて、職員に周知している。
			2.1.2	患者・家族への対応方針を決めている	患者の治療、患者・家族への説明と必要な支援を提供できる仕組みを構築している。
			2.1.3	記録、証拠保全の仕組みを構築している	記録、証拠保全の対象と方法を決めている。
			2.1.4	情報管理体制を構築している	患者を含む個人情報の取り扱い、外部への届け出、メディアへの発表の手続きと担当者等を定めている。
			2.1.5	当事者を支援する仕組みを構築している	医療事故当事者を支援する仕組みを構築している。
	2.2	未然防止・原因究明と再発防止	2.2.1	医療事故調査委員会の設置	3b 以上の事故に対して、医療事故調査委員会の構成員を明らかにし、調査を行うことのできる体制を整備している。
			2.2.2	未然防止の仕組みを構築している	現状の業務における問題点を把握している。FMEAなど適切な方法を用いて発生しうる不具合を抽出し、対策を検討している。
			2.2.3	原因究明の仕組みを構築している	RCA 等、適切な方法を用いて原因を究明し、再発防止策を策定している。
			2.2.4	再発防止策の実施と業務の改善	再発防止策を策定し、実施し、業務を改善する仕組みを構築している。
3 ケア・プロセスに着目した医療安全体制について	3.1	指示・伝達	3.1.1	指示・伝達の仕組み	確実な指示出し・指示受け・実施の仕組みを構築している。
			3.1.2	口頭指示	口頭指示、臨時指示等の手順を明文化している。
			3.1.3	検査結果等の確実な報告	検査結果において、患者や病態の確認、緊急処置、治療法の変更等を要するデータがある場合には、速やかに主治医に伝える仕組みを構築している。

評価の要素 具体的行動　何をしているか（実績を確認する）	自己評価	他者評価	備考 （判断の基準・参考等）	評価項目、 評価の視点に 関する改善提案
① 緊急に報告すべき医療事故の基準を定めている。 ② 連絡体制（夜間、休日等の時間外を含む）を構築している。 ③ 緊急に開催する委員会等の会議体の構成、召集方法を決めて、職員に周知している。				
① 医療事故発生時の患者・家族に対応すべき事項および担当者を明確にしている。				
① 医療事故発生時の記録事項、記録方法、記録者、証拠保全の範囲、担当者を明確にしており、職員に周知している。				
① 外部への届け出の判断権限者を明確にしている。 ② メディア、その他外部への発表の仕組み（媒体、内容、判断権限者、担当者）を構築している。 ③ 電子カルテ等、当該患者の診療情報管理・開示の仕組みを構築している。				
① 当事者から原因究明の協力を得る際、人権に配慮した説明・支援を行う仕組みを構築している。 ② 当事者の精神的、その他の支援（休職、一部担当業務の変更等）を行う仕組みを構築している。				
① 医療事故調査委員会の運営（開催の決定、外部委員招聘の基準等）を明確にしている。 ② 調査手法（業務工程図、RCA、FMEA、特性要因図等）を理解する職員を養成している。 ③ 該当事例に関して、適宜適切に調査委員会構成員（外部委員を含む）を招集している。				
① 主要な業務工程図を作成し、現状の業務の問題点を分析し、改善に取り組んでいる。 ② 適切に情報収集、事実確認、FMEA 等で発生しうる不具合を抽出ししている。 ③ 未然防止策を策定している（期待される効果、検証方法を含む）。				
① 適切に情報収集、事実確認、RCA 等で原因究明している。 ② 再発防止策を策定している（期待される効果、検証方法を含む）。				
① 再発防止策を策定し、実施している。 ② 改善の効果を検証している。実績も確認する。				
① 指示出し、指示受け、実施の手順を明確にしている。 ② 指示変更（内容・時期等）の手順を明確にしている。 ③ 手順を遵守している。				
① 口答指示を最小化する工夫をしている。 ② 緊急対応・手術中等で、口頭指示をする場合の手順を明確にしている（指示受け、復唱、記録、伝達エラーを生じにくい帳票の使用、医師による確認等）。 ③ 手順を周知し、遵守している。 ④ 病棟定数配置薬について医療安全面から検討している。				
① 画像診断、臨床検査、病理診断等において、主治医に直接結果を伝える項目、内容（パニック値/異常値）を明確にしている。 ② 主治医不在時を含め確実に医師（主治医でない場合）に直接結果を伝える仕組みを構築している。 ③ 画像診断、病理診断が依頼医の診断と異なっている場合の対応を具体的に決めている。				

評価項目分類					評価の視点
大分類		中分類		小分類	何をすべきか
3 ケア・プロセスに着目した医療安全体制について		3.1	指示・伝達	3.1.4 患者引き継ぎ・引き渡し時の確実な情報共有	患者引き継ぎ・引き渡し時に伝達するべき事項を決めており、確実に情報共有する仕組みを構築している。
		3.2	誤認防止	3.2.1 患者の確認	患者が自ら名乗れない場合を含め、患者誤認防止の仕組みを構築している。患者引き継ぎ・引き渡し時に伝達すべき事項を決めており、確実に情報共有する仕組みを構築している。
				3.2.2 検査・治療部位の確認	マーキング等、検査・治療部位の確認方法を構築している。
				3.2.3 検体等の確認	ラベル発行、検体受付、報告まで、安全に配慮した仕組みを構築している。
				3.2.4 ドレーン・チューブの誤認・誤接続防止	ドレーン・チューブの識別法を明らかにし、患者の引き継ぎ・引き渡しに際して確実に情報共有している。 誤接続防止コネクタ（ISO〈IEC〉80369 シリーズ）使用を検討している。
		3.3	リスク評価と患者・家族へのわかりやすい説明	3.3.1 リスク評価と対応策の確認	一般的な事項のほか、当該患者に特有のリスクについても評価し、医療者・患者双方が対応策を共有している。
		3.4	手術・処置における安全対策	3.4.1 機器、器材の確実な準備	手術に使用する機器、器材の術前確認と準備を確実にしている。
				3.4.2 入室時の患者の本人確認	患者の手術室入室時に確実に同定する仕組みを構築している。
				3.4.3 タイムアウトの実施	タイムアウト等、患者確認や手術部位確認方法を確立している。
				3.4.4 安全な手術体位	手術体位による神経・循環障害の防止を工夫し、術後に症状の有無を観察し、記録している。
				3.4.5 回復室での観察	回復室での観察項目と観察間隔、一般病床へ移送する基準を明確にしている。

評価の要素 具体的行動　何をしているか（実績を確認する）	自己評価	他者評価	備考 （判断の基準・参考等）	評価項目、評価の視点に関する改善提案
① 引き継ぎするべき事項と確認の順番（工程）を決めている。 ② 帳票（点検表）等を用い、確実に情報共有している。				
① 主要な場面（診察、治療、検査等）で患者同定の仕組みを手順書として明文化している（患者が自ら名乗ることのできない場合を含めて）。 ② 重要な場面では複数の識別子（氏名と生年月日など）を用いて確認している。 ③（リストバンドを用いている場合）発行・装着の手順を明確にしている。（用いていない場合）患者誤認防止の工夫をしている。				
① マーキング等、検査・治療部位の確認方法を明確にしている。 ② タイムアウト等、検査・治療の直前に部位を確認している。 ③ 緊急等、マーキングできない状況を最小化し、その場合の対応方法を明確にしている。				
① 検体の取り扱いについて取り違え防止の観点から検討し、業務フローを構築している（ラベル発行、バーコードによる確認、スピッツ等の容器、受付、結果報告等）。 ② 手順を遵守している。				
① ドレーン・チューブの識別方法を院内で標準化している。 ② 患者引き継ぎ時に確実に情報共有する仕組みを構築している。 ③ 誤接続防止コネクタ（ISO〈IEC〉80369 シリーズ）の情報を収集し、ⅰ責任者決定、ⅱ製品リスト作成、ⅲスケジュール検討、ⅳ施設内周知、ⅴ製品保管方法を検討していることを評価する。 ④ 一部でも、誤接続防止コネクタ（ISO〈IEC〉80369 シリーズ）を使用していることを評価する。				
① 患者個別のリスクを評価し、リスクを回避あるいは軽減する方法を図や模型等を用いてわかりやすく説明し、説明内容を記録している。 ② 医療チームでリスク評価を共有し対応策をとっている。 ③ 緊急時、意識障害、認知症、身寄りがない場合の対応を明確にしている。				
① 必要な機器、器材を主要な術式毎に明確にしている。 ② 機器、器材を確実に準備する仕組みを構築している。 ③ 機器、器材を適切に管理している。				
① 患者を確実に同定する仕組みを構築している。				
① タイムアウトの方法を明確にしている。 ② タイムアウトを手術、処置時に実施している。				
① 安全に配慮した体位を主要な術式毎に明確にしている。 ② 麻酔中の観察項目・観察頻度を明確にし、記録している。 ③ 長時間手術等で、手術の進捗や時間毎の除圧の手順書を作成し、実施状況を記録している。				
① 観察項目・観察間隔を明確にし、記録している。 ② 回復室からの退室基準を明確にしている。 ③ 回復室のない場合は手術室からの退室基準を明確にしている。				

評価項目分類					評価の視点
大分類		中分類		小分類	何をすべきか
3 ケア・プロセスに着目した医療安全体制について		3.4 手術・処置における安全対策		3.4.6 安全な鎮静	処置時の鎮静のための手順を確立している。
		3.5 急変時の対応		3.5.1 救急カート	必要な場所に救急カートを設置し、救急カートの内容等を適切に管理している。
				3.5.2 緊急コール	緊急コールの方法を職員に周知し、適切に対応する仕組みを構築している。
				3.5.3 職員の BLS（Basic Life Support）研修	直接診療にかかわる職員に BLS（Basic Life Support）の研修を実施している。
4 安全な医療機器・薬剤の使用		4.1 医療機器		4.1.1 管理体制	責任者の選任、組織的な位置づけ、管理手順（書）の整備等、適切な管理体制を構築している。
				4.1.2 一元管理	中央管理の対象となる機器を明確にするとともに、対象外の機器の整備・使用を安全にする仕組みを構築している。
				4.1.3 標準化	医療機器の採用時に、標準化を図っている。
				4.1.4 職員の研修	医療機器の安全使用のために、職員を研修している。
		4.2 医療放射線		4.2.1 医療放射線安全管理	医療放射線安全管理を適切に実施している。
		4.3 薬剤		4.3.1 手順の整備	薬剤の処方・準備、投与時の手順を明確にしている。
				4.3.2 処方内容の説明	処方開始時および処方変更時には、治療内容を患者に説明し、必要に応じて記録している。

評価の要素 具体的行動　何をしているか（実績を確認する）	自己評価	他者評価	備考 （判断の基準・参考等）	評価項目、 評価の視点に 関する改善提案
① 鎮静剤の使用方法、観察事項、間隔等を明確にしている。 ② 緊急時の対応が可能な体制を整備している。				
① 救急カートの内容を標準化し、一覧表等で明確にしている。定期的に点検表を用いて点検する仕組みを構築している。 ② 救急カートの位置を職員に周知している。				
① 緊急コール（EM コールやコードブルー等）とそれに対する対応を様態（患者急変、新生児行方不明、火災等）ごとに規定している。 ② 夜間休日のコール方法を明確にしている。 ③ 緊急コール対応の訓練を定期的に実施している。 ④ RRS(Rapid Response System：入院患者の病状の急変の兆候を捉えて対応する院内体制)を構築している。				
① 直接診療にかかわる職員に定期的に BLS 訓練を実施している。 ② 訓練の履歴を病院が把握している。				
① 医療機器安全管理を組織図上に位置づけている。 ② 責任者を選任している。 ③ 病院が管理するすべての医療機器を把握している。 ④ 管理手順（書）を整備している。				
① 主要な機器を中央管理している。 ② 病棟管理の機器は、中央管理部門と連携の下、定期的に点検し、安全に使用できるように工夫している。				
① 医療機器の採用時に、医療安全部門と連携し、使用方法等を標準化している。				
① 主要な医療機器を新たに導入した際や、新入職員に使用方法等を研修している。 ② 職員の研修参加状況を記録し、把握している。 ③ 研修では、医療機器の有効性・安全性、使用方法、保守点検、不具合対応、法令上遵守すべき事項を伝えている。 ④ 研修参加者の理解度を評価している。				
① 医療放射線安全管理責任者を配置している。 ② 診療用放射線の安全利用のための指針を策定している。 ③ 放射線診療従事者に対する診療用放射線の安全利用のための研修を実施している。 ④ 放射線診療を受ける患者および従事者の放射線被ばく線量を管理し、記録している。				
① 薬剤の処方・準備手順を明確に定めている。 ② 投与時の手順（薬剤の確認、照合、患者確認、投薬後の観察等）を明確に定めている。 ③ 与薬の手順を職員が容易に参照できる。 ④ 認証システムを導入している。				
① 処方開始時に治療方針・処方内容を患者に説明し、記録している。 ② 処方変更時に変更理由と変更内容を説明し、記録している。 ③意思疎通が取れない患者への対応を工夫している。				

	評価項目分類					評価の視点
	大分類	中分類			小分類	何をすべきか
4	安全な医療機器・薬剤の使用	4.3	薬剤	4.3.3	処方時の相互作用の確認	使用禁忌・併用禁忌・相互作用に注意を要する薬剤の処方ルールを明確にし、必要性について患者に説明し診療記録に記録している。
				4.3.4	持参薬の確認	持参薬を実際の服用状況とともに確認し、記録している。
				4.3.5	アレルギーへの対応	処方時にアレルギー歴を参照する仕組みを構築し、薬剤に関連するショック等、急変に際して対応する仕組みを構築している。
				4.3.6	抗がん剤のレジメン管理	レジメン（種類、用法、用量等を体系的に定めた治療計画書）に基づいて抗がん剤を使用している。
				4.3.7	注射薬の誤調剤防止	注射薬の誤調剤防止の仕組みを構築している。
				4.3.8	処方監査、調剤監査、疑義照会	処方監査、調剤後の確認を確実にし、必要な際には疑義照会する仕組みを構築している。
				4.3.9	取り違い防止への配慮	品名や外観類似薬剤について、取り違い防止の対策（表示の工夫、採用の変更等）を実施している。
				4.3.10	高濃度カリウム製剤の管理	高濃度カリウム製剤に関して、厳重な管理体制を確立している。
				4.3.11	ハイリスク薬剤	ハイリスク薬剤を定めており、取り扱いについて手順を整備している。

評価の要素	自己評価	他者評価	備考（判断の基準・参考等）	評価項目、評価の視点に関する改善提案
具体的行動　何をしているか（実績を確認する）				
① 使用禁忌・併用禁忌・相互作用を警告する仕組みを構築している。 ② 禁忌使用時の手順を定めている。 ③ 禁忌使用の必要性について患者に説明し、記録している。 ④ 薬剤師が服薬指導し記録している。				
① 持参薬（外来での使用薬）を服用状況とともに確認する仕組みを構築している。 ② 持参薬の継続・中止指示を明記している。投与・中止の必要性を患者に説明し、診療記録に記録している。 ③ 使用禁忌・併用禁忌・相互作用に注意が必要な薬剤を明記し、必要に応じて医師に確認する手順を作成している。 ④ 治療内容を迅速に反映している。 ⑤ 持参薬と院内処方薬を安全に同時に使用する仕組みがある。 ⑥ 療養型病院の場合、一部の持参薬を他院に処方を依頼する仕組みがある。				
① 処方時にアレルギー歴を確認する仕組みを構築している。 ② アレルギー薬入力時に警告表示する仕組みを構築している。 ③ 薬剤アレルギー反応発生を早期に検知する仕組みを構築している。 ④ ショックや急変時の対応を手順として定めている。 ⑤ 手順を周知し、急変時対応を訓練している。				
① レジメンの採用・登録方法を定めて、一元管理している。 ② レジメンに基づき投薬している。				
① 注射薬準備の環境を整備している（準備台の整理整頓・清潔保持設備、中断回避のルール等）。 ② 1施用毎に取り揃える等、誤調剤を防止する仕組みを構築している。				
① 処方監査している。 ② 調剤監査している。 ③ 院内薬剤科からの疑義照会の仕組みを構築している。 ④ 外部の調剤薬局からの疑義照会に応じる仕組みを構築している。 ⑤ 監査・疑義照会を記録している。				
① 品名や外観類似薬剤の採用基準を作成している。 ② 随時、採用基準を変更する仕組みを構築している。 ③ 取り違い防止方法を周知している。 ④ 取り違い防止策を実施している。				
① ワンショット可能な高濃度カリウム製剤は、薬剤科のみで保管する。 ② プレフィルドシリンジをICU等で定数配置する場合には、安全に管理している。 ③ 高濃度カリウム急速静注防止を想定した業務手順を定めている。 ④ 業務手順を職員研修等で周知している。				
① ハイリスク薬を明確にしている。 ② ハイリスク薬保管、取り扱い手順を定めている。				

評価項目分類				評価の視点
大分類	中分類		小分類	何をすべきか
4 安全な医療機器・薬剤の使用	4.3 薬剤		4.3.12 職員の研修	医薬品の安全使用のための業務手順書に基づき、職員研修している。
	4.4 輸血・血液製剤		4.4.1 手順の整備	輸血（自己血輸血を含む）の適応、準備、投与、保管管理等の実施に関する一連の手順書を整備している。
			4.4.2 誤認防止	患者名、輸血等の血液製剤種類と血液型、血液製剤ロット番号、投与量、投与法の確認と記録を確実に行う仕組みを構築している。
			4.4.3 投与中の観察	投与中の観察事項、時期を定め、記録している。
5 安全管理上、特に配慮を必要とする処置および観察	5.1 深部静脈血栓症		5.1.1 深部静脈血栓症のリスク評価と予防策	深部静脈血栓症をリスク評価し、その結果に応じて対応している。
	5.2 経管栄養		5.2.1 経管栄養チューブの位置確認	チューブの位置確認の方法を明確にしている。
	5.3 身体拘束		5.3.1 身体拘束の開始・中止基準の明確化	身体拘束を最小化する観点から、拘束開始・中止の基準を明確にしている。
			5.3.2 身体拘束中の安全確保	身体拘束中の観察頻度、観察項目を明確にし、実際に記録している。
	5.4 転倒・転落		5.4.1 転倒・転落のリスク評価と予防策	転倒・転落リスクを評価し、その結果に応じて対応している。
6 職員の安全確保	6.1 職員の安全確保		6.1.1 針刺し	針刺し事故時の対応を明確にしている。
			6.1.2 特定化学物質（ホルムアルデヒド等の曝露）	特定化学物質使用場所では適切な作業環境を確保している。

評価の要素	自己評価	他者評価	備考（判断の基準・参考等）	評価項目、評価の視点に関する改善提案
具体的行動　何をしているか（実績を確認する）				
① 麻薬・向精神薬など管理が必要な薬に関して職員研修している。 ② 研修では院内のインシデント事例だけでなく、重大な医薬品事故事例も具体的に伝えている。 ③ 職員の研修参加状況を記録し、把握している。 ④ 研修参加者の理解度を評価している。				
① 輸血に関する指針を定めている。 ② 輸血を一元管理している。 ③ 準備、投与、保管管理等の実施に関する一連の手順を定めている。 ④ 自己血輸血を行う場合、その採取手順、実施手順を定めている。 ⑤ 輸血に関する手順書を定期的に見直している。				
① 誤認防止を考慮した業務手順を定めている。 ② 輸血・血液製剤の受け渡し、投与前の確認、照合は携帯端末（PDA）などの電子機器を用いてバーコード等による誤認防止の仕組みを構築している。				
① 観察事項、間隔を明確にしている。 ② 観察の結果を記録している。				
① 深部静脈血栓症のリスクを評価し記録している。 ② リスク評価に基づき対策の適応基準を明確にしている。 ③ 対策を実施している。 ④ 実施状況を監視し記録している。				
① チューブ先端の確認方法として胃内注入音だけでは不十分であるため、胃内注入音以外の方法（レントゲン撮影、胃内容物の吸引、試験紙等）を規定している。 ② チューブ先端位置を確認したか記録している。 ③ チューブ挿入中は定期的にチューブの位置を確認している。				
① 身体拘束開始と中止の基準を明確に定めている。 ② 身体拘束継続の必要性について勤務交代（シフト）ごと、あるいは、状態の変化に応じて検討している。				
① 身体拘束中の観察項目・観察頻度を明確にしている。 ② 身体拘束中の観察内容を記録している。				
① 転倒・転落リスクを評価し、記録している（入院時・病状変化等、入院後も必要に応じて）。 ② 転倒・転落リスクに応じた予防策を講じている。 ③ 転倒・転落後の対応手順を明確にしている。 ④ 監視モニターなどの対策に個人情報保護の観点を加味している。				
① 針刺し防止の努力をしている（手順、機材の整備、研修等）。 ② 針刺し時の対応手順（抗原・抗体検査・ワクチン接種等）を明確にしている。 ③ 手順を職員に周知し、教育をしている。 ④ 報告経路を明確にしている（昼間・夜間・平日・休日）。 ⑤ 労災手続きを支援している。				
① 特定化学物質使用部署で作業環境測定している。 ② 強制換気、フェイスシールド等の防護具等、曝露を最小化する工夫をしている。				

評価項目分類					評価の視点
大分類	中分類		小分類		何をすべきか
6 職員の安全確保	6.1	職員の安全確保	6.1.3	抗がん剤の取り扱い	抗がん剤は安全な環境（安全キャビネット、閉鎖式システム等）で調剤・準備している。
			6.1.4	院内暴力の防止と対応	院内暴力を防止する対策を検討し、実施している。
7 施設内環境	7.1	安全に配慮した施設内環境	7.1.1	トイレ・浴室等の緊急時の呼び出し	トイレ・浴室等に緊急呼び出しブザーを設置し、対応手順を整備している。
			7.1.2	自殺の予防	自殺の予防対策を講じている。
			7.1.3	無断離院防止	無断離院を防止する工夫をし、発生時の対応手順を整備している。
			7.1.4	転倒・転落の予防の施設的配慮	病棟等、転倒・転落予防の観点から点検、整備している。
8 感染管理（感染防止向上加算を算定していない場合）	8.1	標準予防策	8.1.1	標準予防策の遵守	標準予防策（standard precaution）を遵守している。
	8.2	抗菌薬の使用	8.2.1	抗菌薬の適正使用	抗菌薬の使用方針を定め、遵守している。
			8.2.2	院内における分離菌感受性パターンの把握	院内で検出した菌種、感受性を集計し、その結果に基づき抗菌薬の選択を修正している。
			8.2.3	感染症発生状況の把握	感染症サーベイランス(調査監視)を実施している。
			8.2.4	起因菌・感染部位の特定	抗菌薬療法開始時に起因菌・感染部位を特定する努力をしている。
	8.3	感染制御	8.3.1	滅菌後の確認	滅菌を確実に実施していることを確認し、不具合回収（リコール）の仕組みを構築している。

評価の要素 具体的行動　何をしているか（実績を確認する）	自己評価	他者評価	備考 （判断の基準・参考等）	評価項目、評価の視点に関する改善提案
① 安全キャビネット、閉鎖式システム、フェイスシールド等の防護具を用い、職員の曝露を回避する環境を整備している。 ② 汚染時の処理方法を明確にしている。				
① 保安体制を整備している。 ② 対応マニュアルを整備している。 ③ 被害者相談窓口を設置している。 ④ 職員を教育し、周知している。				
① トイレ・浴室等に緊急呼び出しブザーを適切な位置に設置している。 ② トイレ・浴室等への閉じ込め防止策を策定している。 ③ 援助が必要な患者のトイレ・入浴中の緊急対応策を策定している。				
① 病室の窓を簡単に開けられないよう工夫している。 ② 入院時の刃物の持ち込みについて規定を定めている。 ③ 希死念慮の有無を把握し対応している。				
① 無断離院のリスクを評価している。 ② リスク評価に応じて対応している。 ③ 発生時の対応手順を作成している。 ④ 患者の所在確認の手順を作成し、実施を記録している。				
① 転倒・転落予防の施設的配慮をしている。 ② 定期的な巡回・点検・整備を実施している。 ③ ハイリスク者には個別対応を実施している。				
① 標準予防策を整備している。 ② 標準予防策を全職員に周知している。 ③ 標準予防策通りに運用していることを点検している。 ④ ガウン、手袋、マスク、キャップ、エプロン、フェイスシールド、ゴーグル等のPPE（Personal Protective Equipment：個人用防護具）を整備している。				
① 抗菌薬の使用方針を策定している。 ② 抗菌薬の使用状況を確認する仕組みを構築している。 ③ 抗菌薬の適正使用を促す仕組みを構築している（長期間投与の是正、届け出等）。				
① 院内の菌種、感受性を把握している。 ② 抗菌薬使用に反映する仕組みを構築している。				
① 感染症サーベイランスを実施している。 ② リスク別（呼吸器使用、CVカテーテル留置、膀胱留置カテーテル等）の感染症発生頻度を把握している。 ③ JANIS（厚生労働省院内感染対策サーベイランス）等、地域や全国のサーベイランスに参加している。				
① 起因菌・感染部位を特定する仕組みを構築している。 ② 特定後は、その結果を治療内容に反映している。				
① 滅菌の質を確認している。 ② 使用前に滅菌の有効期限内であることを確認している。 ③ 使用前にパッケージの破損の有無を確認している。 ④ 不具合回収（リコール）の対象・範囲を明確にしている。				

	評価項目分類					評価の視点
	大分類	中分類		小分類		何をすべきか
8	感染管理（感染防止向上加算を算定していない場合）	8.3	感染制御	8.3.2	血液・体液の付着したリネン・寝具	血液・体液の付着したリネン・寝具類を二次感染防止の観点から適切に取り扱っている。
				8.3.3	感染性廃棄物の処理	感染性廃棄物の病棟内での取り扱い・保管が適切である。

評価の要素	自己評価	他者評価	備考 （判断の基準・参考等）	評価項目、 評価の視点に 関する改善提案
具体的行動　何をしているか（実績を確認する）				
① 血液・体液の付着したリネン・寝具類の取り扱い方法を定めている。 ② 取り扱い方法を職員に周知している。 ③ 定期的に巡視している。				
① 感染性廃棄物の病棟内での取り扱い・保管の基準を作成している。 ② 基準に沿って分別・分類している。				

6章

評価項目の解説

評価項目の解説

1 医療安全管理体制の整備

1.1 組織体制

1.1.1 指針の策定と定期的な見直し

● 評価の視点

医療安全に関する指針を策定し、内容を定期的に見直している。

● 評価の要素

❶ 指針を策定している。
❷ 定期的に内容を見直している。
❸ 最新版を容易に職員が参照できるようにしている。

● 解説

❶ 安全確保は、規模・機能・運営主体にかかわらず、全ての介護・医療施設に必須である。自院の業務実態に即した指針を策定する必要がある。他院やモデル指針を参考にすることはよいが、自院の業務の実態に合わない指針では、意味がない。

　また、厚労省医政局長通知では以下の4項目を定めている。

・安全管理のための指針が整備されていること
・安全管理のための医療事故等の院内報告制度が整備されていること
・安全管理のための委員会が開催されていること（月1回程度）
・安全管理の体制確保のための職員研修が開催されていること（年2回程度）

❷ 制度、組織、業務フロー、情報システム等の変更に合わせて、指針を見直す必要がある。改訂に際して、関係部署の意見を聴取し、改訂による齟齬が出ないように留意する必要がある。すなわち、部分最適ではなく全体最適を目指す必要がある。

　定期的とは、病院の方針に基づき、期間を定め（年1-2回程度が望ましい）、状況の変化に応じて見直す。4-5年に1回では少なすぎる。また、見直しの具体例を確認する。

❸ 指針を文書で各部署に配置し、あるいは、イントラネットに掲示して、随時、最新版を参照可能とする必要がある。また、職員研修等において、定期的に解説、説明するとよい。

1.1.2　組織的な位置づけ

● 評価の視点

医療安全にかかわる部署、委員会等を組織図上、明確に位置づけている。

● 評価の要素

❶ 実態を反映した組織図を作成している。

❷ 主要な職場（部署）、職種を反映した委員会構成としている。

❸ 医療安全管理担当部門に専任の医師を配置している（加算1の場合）。

● 解　説

❶ 組織図上に、医療安全管理に関する部署および委員会等を明示している。

　形式的ではなく、実質的に、医療の安全管理活動を推進できる組織としなければならない。

❷ 診療部、看護部、診療技術部、事務部から成る委員構成としなければならない。とくに、医療安全管理者、医薬品安全管理責任者、医療機器安全管理責任者の参画が必須である。

❸ 医療安全対策地域連携加算1では、医療安全対策加算1に加えて、専任医師の配置が必須である。加算2で専任医師を配置している場合には高く評価する。

1.1.3 権限の明確化

医療安全にかかわる部署、委員会等の権限を明確にしている。

❶ 権限を明らかにしている。
❷ 権限を適切に行使する仕組みを構築している。

❶ 医療安全にかかわる部署、委員会等の権限（役割）を明文化している。
❷ 権限（役割）を適切に行使する仕組みを構築している。審議・提案と執行とは区別して考える必要がある。良い改善提案であっても、小分類「1.1.2　❷」で解説したように、全体への影響を勘案して決定する仕組みを構築していることが重要である。

1.1.4 手順・マニュアル作成における医療安全面の配慮

● 評価の視点

手順・マニュアル作成時に医療安全面から検討し、承認手続きを定めている。

● 評価の要素

❶ 手順・マニュアルの承認手続きを、病院として明確にしている。

❷ 手順・マニュアル作成に、医療安全部門が確認・参加している。

● 解 説

❶ 手順・マニュアルの作成および改訂を提案し、審議する手続きを、病院として明確にしている。

審議した結果を吟味し、承認する手続きを明確にしている。

審議した結果をいつから、どの対象に実施するかを明確にしている。

❷ 手順・マニュアル作成、改訂に関して、医療安全部門あるいはその構成員が参画している（作成、改定チームメンバーである必要はない）。部署間（外来と病棟など）で齟齬が生じないよう医療安全面から検討している。

1.1.5　患者相談の利用

患者相談事例のうち、医療安全に関しては、医療安全部門に報告する仕組みを構築している。

❶ 患者相談内容を分類・集計している。

❷ 医療安全に関する相談事例を医療安全部門に伝えている。

❸ 医療安全部門で適切に対応し、記録している。

❶ 患者相談・苦情・ご意見等の内容を分類・集計している。

❷ 医療安全に関する相談・苦情・ご意見等を医療安全部門に伝えている。

❸ 医療安全に関する相談・苦情・ご意見等を、医療安全部門で検討し、適切に対応し、記録している。対応した事例を、文書・広報誌・院内掲示等で、回答している。

　医療安全部門あるいはその構成員が参画している必要がある。ただし、医療安全部門がすべてを実施することではない。

1.1.6 外部情報の収集と活用

● 評価の視点

医療安全にかかわる院外の状況について情報収集し、安全管理の向上の参考とし、院内に周知、研修等に利用する仕組みを構築している。

● 評価の要素

❶ 医療安全に関する外部情報を収集している。

❷ 外部情報を参照し、自院の状況を鑑みて、改善の必要性等を検討し、関連部署等に周知している。

❸ 職員研修等で活用している。

● 解 説

❶ 医療安全に関する外部情報（厚生労働省、独立行政法人医薬品医療機器総合機構〈以下、PMDA〉、日本医療機能評価機構、医療安全調査機構、職能団体、病院団体、学会、論文等）*を収集している。

❷ 自院の状況を鑑みて、必要性等を検討し、関連部署のみならずイントラネット、掲示等で職員に周知している。

❸ 取得した生の情報だけではなく、自院のデータや事例も合わせて検討し、職員研修等で活用している。

❹ 地域安全管理体制相互評価を実施し、自己評価と他者評価を実施している。その経緯と結果をイントラネット、掲示等で職員に周知している。

＊例示：アメリカ品質協会（American Society for Quality：ASQ）、アメリカ医療研究品質局（Agency for Healthcare Research and Quality：AHRQ）、英国健康安全保障局（UK Health Security Agency：UKHSA）等、JAMA、NEJM 等の安全に関する論文

1.2 医療安全に関する院内情報収集

1.2.1 院内報告制度の構築

● 評価の視点

ヒヤリ・ハット等、院内報告の対象を明確にし、報告、分析、再発防止策の検討・導入、効果を検証している。

● 評価の要素

❶ 院内報告制度に報告すべき事例を明確にしている。

❷ 分類・集計を定期的にしている。

❸ 重要な事例に対してはRCA（Root Cause Analysis：根本原因分析）等の手法を用いて原因分析、再発防止策を立案している。

❹ 実施した再発防止策の効果を検証（遵守率、類似事例の減少等）している。

❺ 検証結果を還元しさらなる改善につなげている。

● 解　説

❶ 院内報告制度はすべての病院が有する必要がある。目的、対象（報告すべき出来事）、報告様式、報告先を明確にし、職員に周知する努力が必要である。

❷ 定期的に分類・集計し、経時変化の分析、他との比較（日本医療機能評価機構の医療事故情報収集等事業、他のベンチマーク事業等）を行う必要がある。分類・集計方法は病院の定めたものでよい。

❸ 重要な事例についてはRCA等の手法を用いて、多職種の連携の下、原因分析、再発防止策を検討している。原因分析手法の教育研修の状況、分析対象の件数を把握している。

❹ 再発防止策については、承認手続きを定め、担当部署を明確にするとともに、遵守状況の把握、効果の検証（類似事例の減少等）等、実効性ある仕組みを構築する必要がある。

❺ 検証結果を還元し、さらなる改善につなげている。単発ではなく、経時的変化を数値と図表で見える化することが望ましい。

1.2.2 アクティブサーベイランス（積極的監視）の実施

● 評価の視点

医療事故が疑われる事例を積極的に把握している。

● 評価の要素

❶ 医療事故が疑われる事例を積極的に把握している。死亡・合併症検討会（Mortality Morbidity Conference：M&M カンファレンス）、診療記録監査、事象監査（オカレンスレビュー）、定期的な病棟訪問、Global Trigger Tool*等。

● 解　説

❶ 医療事故の把握は院内報告制度のみでは不十分である。また、院内報告制度がどの程度機能しているかを医療安全担当者が把握することが望ましい。

病院職員が医療事故と認識していない状況でも、医療事故が潜んでいる可能性がある。これを積極的に把握する体制、活動を評価する。例示したすべての活動を行う必要はないが、病院の機能、規模、体制に応じて活動する必要がある。

M&M カンファレンスの検討結果に基づいて、医療事故の可能性のある症例を医療安全部門と情報共有する必要がある。

診療記録監査を、医療安全部門が行う場合のほか、診療記録委員会が行う場合には、医療安全部門との情報共有の仕組みを確認する。診療記録は医療の質を担保するうえで極めて重要であり、他の評価項目を評価する際の資料ともなる。

事象監査は一定の基準を設け、該当事象は、医療事故の可能性があると考えて検討していることを高く評価する。基準の例を以下に示す。

・予定量以上の輸血

・予定時間を超えた手術

・褥瘡

・予定外の ICU への再入室

・予定期間を超えた入院等

医療安全担当者による定期的な病棟訪問は、診療記録監査では検知できない事項を検知する補完機能を有する。予定外の臨床経過事例の有無を職員に確認し、必要に応じて聞き取る。

Global Trigger Tool では、トリガー項目を用いて電子カルテで用語を検索する。トリガー項目は、「診療」「投薬」「手術」「ICU」「周産期」「救急」の 6 グループで 53 設定しているが、病院の状況に応じて適宜変更を加えてよい（**表 1**）。トリガー項目を認めたら、その周囲の記載を重点的に確認する。看護師の記録にトリガー項目を認めた場合には、該当する医師の記録を確認するなど、関連した記載も確認する。また、検索に際しては、電子カルテでのいわゆる「コピー＆ペースト」の有無も確認する。

これらの方法で検知しえたインシデント事例を、院内報告制度で報告しているかを突合

し、院内報告制度が適切に機能しているかを確認していることが望ましい。

＊ページ150「参考資料（URL）12」参照

表1　診療のトリガー項目

C1	輸血または血液製剤の使用
C2	死亡または心停止
C3	透析開始
C4	血液培養陽性
C5	塞栓症または深部静脈血栓症（DVT）のためのX線または超音波検査
C6	ヘモグロビン、ヘマトクリットの急激な低下（25%以上）
C7	転倒・転落
C8	褥創
C9	30日以内の再入院
C10	抑制帯等の使用
C11	医療に起因する関連感染症（CV、SSI、UTI）
C12	入院中の脳卒中
C13	高度ケアユニット（HCU）への移送
C14	処置の合併症
C15	その他

1.2.3 死亡事例の把握と検討

● 評価の視点

院内死亡事例を検討している。

● 評価の要素

❶ 死亡事例が発生したことが病院等の管理者に速やかに報告される体制がある。

❷ 死亡事例の医療事故の可能性を検討している。

● 解 説

❶ 死亡事例を医療従事者が病院管理者に速やかに報告する体制を整備し、実際に報告されている。

❷ 死亡事例の臨床経過を確認し、医療事故の可能性、医療事故報告制度の対象であるかを検討している。

1.2.4　外部機関の医療事故報告事業への参加

● 評価の視点

医療機能評価機構の医療事故情報収集等事業やPMDAへの報告制度等に参加している。

● 評価の要素

❶ 医療機能評価機構の医療事故情報収集等事業（医療事故、ヒヤリ・ハット）に参加している。

❷ PMDAへの事例報告の仕組みを構築している（実績についても確認する）。

● 解　説

❶ 医療機能評価機構の医療事故情報収集等事業は、医療事故、ヒヤリ・ハットで構成している（このほかに調剤薬局を対象とした事業がある）。特定機能病院、国立病院機構の病院等では、医療法施行規則により医療事故の届け出義務がある。その他の病院では、医療事故、ヒヤリ・ハットの報告は任意であるが、院内報告制度が適切に機能していることの確認、ベンチマークの活用、外部情報の入手機会の確保の観点から、参加を推奨する。

❷ PMDAでは副作用・不具合等の安全性情報を収集している。該当事例発生の際の院内での報告の仕組みを、報告実績とともに確認する。

2 医療事故発生時の対応

本稿における医療事故とは、医療事故調査制度の対象の如何を問わない。

2.1 報告と早期対応

2.1.1 医療事故発生の報告体制を構築している

● **評価の視点**

報告対象の基準、時間外を含む連絡先、委員会等の召集方法等を決めて、職員に周知している。

● **評価の要素**

❶ 緊急に報告すべき医療事故の基準を定めている。

❷ 連絡体制（夜間、休日等の時間外を含む）を構築している。

❸ 緊急に開催する委員会等の会議体の構成、召集方法を決めて、職員に周知している。

● **解　説**

❶ 院内で運用するインシデント・アクシデント基準等と対応して、「3b 以上の場合には緊急報告とする」等、具体的基準を明確にしている。かつ職員が迷わずフロー図等で参照できる環境、準備が必要である。

❷ 緊急報告が必要な事故が起きた場合、勤務中、時間外（夜間・休日等）を含めた連絡対象者、連絡方法を含めて体制を明確にしている。さらに確実に運用できるよう定期的に連絡訓練することが望ましい。

❸ 緊急対策会議、院内医療事故調査委員会等を開催する必要がある場合、事務局体制を含め迅速に組織対応できるように、判断フロー図等を整備しておくとよい。

2.1.2 患者・家族への対応方針を決めている

患者の治療、患者・家族への説明と必要な支援を提供できる仕組みを構築している。

❶ 医療事故発生時の患者・家族に対応すべき事項および担当者を明確にしている。

❶ 医療事故発生直後とその後も含めて、説明者を、家族・遺族と信頼関係がある者にするなど、組織として担当者の選定基準、説明すべき事項、謝罪表現を含めた方針を事前に決めておく必要がある。早期対応はもとより、状況・事実がわかり次第、家庭訪問等も含めて随時かつ計画的に面談することが望ましい。場合によっては、臨床心理士やメディエーターの配置、外部への依頼も検討する。

2.1.3　記録、証拠保全の仕組みを構築している

● 評価の視点

記録、証拠保全の対象と方法を決めている。

● 評価の要素

❶ 医療事故発生時の記録事項、記録方法、記録者、証拠保全の範囲、保全担当者を明確にしており、職員に周知している。

● 解　説

❶ 事件性の有無にかかわらず、原因分析や再発防止策立案のために、初動時に可能な範囲で画像・映像を含む諸記録、現場で証拠保全することが重要である。特に医師を含む担当者に、必要な記録事項、追記・修正の方法、諸記録の時系列不整合への対応等を教育し、周知している。適切に記録するために点検表等を整備する必要がある。

具体的な診療記録記載時の注意点として、医療事故に関する事実、患者・家族への説明内容、質疑等を漏れなく記録する必要がある。

2.1.4 情報管理体制を構築している

患者を含む個人情報の取り扱い、外部への届け出、メディアへの発表の判断基準手続き、担当者等を定めている。

❶ 外部への届け出の判断権限者を明確にしている。

❷ メディア、その他外部への発表の仕組み（媒体、内容、判断権限者、担当者）を構築している。

❸ 電子カルテ等、当該患者の診療情報管理・開示の仕組みを構築している。

❶ 医療事故発生時には開設主体、病院機能評価認定の有無、医療事故調査制度対象事案に該当するかにより差があるが、保健所等の行政や日本医療機能評価機構、医療事故調査・支援センター、地方厚生局や医師会、保険会社等外部への届け出が必要である。

　届け出の判断権限者や判断フロー、届出実務担当者について、事前に明確にする必要がある。特に警察への届出の判断、医療事故調査制度の該当事案かの判断は現場では行わず、必ず院長を交え病院として組織的に行う必要がある。

❷ 医療事故はメディア等外部への発表義務はないが、公表するかしないか、発表内容、発表方法、担当者等を明確にする必要がある。特に発表内容については公表前に弁護士による確認や患者・家族への連絡や配慮、院内関係者への周知の検討も必要である。

❸ 医療事故発生時、特に電子カルテ導入施設においては、要配慮個人情報たる診療情報管理、診療記録改ざん防止等の観点から当該患者診療記録へのアクセス制限等の対策実施の判断基準や指示系統を明確にし、迅速に対応することが望ましい。

2.1.5　当事者を支援する仕組みを構築している

● 評価の視点

医療事故当事者を支援する仕組みを構築している。

● 評価の要素

❶ 当事者から原因究明の協力を得る際、人権に配慮した説明・支援を行う仕組みを構築している。

❷ 当事者の精神的、その他の支援（休職、一部担当業務の変更等）を行う仕組みを構築している。

● 解　説

❶ 院内事故調査の目的は処分や責任追及ではなく、真相究明・原因究明と再発防止であること、組織的に継続的に支援することを伝えたうえで、協力を求める必要がある。刑事事件で当事者となる場合には、弁護士の紹介等も考慮する。

　平時から、医療事故発生時の対応を管理職、担当者に教育、訓練することが望ましい。

❷ 医療事故の医療側当事者は患者・家族等と同様に心理的打撃を負っており、病院が組織的に支援する必要がある。例としては一時的な夜勤・当直勤務の免除、休暇取得を配慮すること等があげられる。また、当事者が立ち直る支援として、臨床心理士やメディエーター、精神科医師や直属上司等が病院の健康管理部門と連携して、継続的に支援する体制整備が必要である。

2.2 未然防止・原因究明・再発防止

2.2.1 医療事故調査委員会の設置

● 評価の視点

3b 以上の事故に対して、医療事故調査委員会の構成員を明らかにし、調査できる体制を整備している。

● 評価の要素

❶ 医療事故調査委員会の運営（開催の決定、外部委員招聘の基準等）を明確にしている。

❷ 調査手法（業務工程図、RCA、特性要因図等）を理解する職員を養成している（実績も確認する）。

❸ 当該事例に関して、適宜適切に調査委員会構成員（外部委員を含む）を招集している。

● 解 説

❶ どのような医療事故について医療事故調査委員会を開催するのか、判断権限者を含めて明らかにしている。医療事故調査委員会の運営内規を定めている。また、外部委員を招聘する際の処遇（報酬、守秘義務、報告書への氏名の記載等）について定めている。

❷ 業務工程図、RCA、特性要因図等の代表的な調査手法について、職員が外部での研修会に参加する等、手法を習得している。院内で実施した実績も併せて確認する。

❸ 該当事例の有無を確認する。有の場合には、実際の開催、運営の状況を確認する。

2.2.2 未然防止の仕組みを構築している

● 評価の視点

現状の業務における問題点を把握している。FMEAなど適切な方法を用いて発生しうる不具合を抽出し、対策を検討している。

● 評価の要素

❶ 主要な業務工程図を作成し、現状の業務の問題点を分析し、改善に取り組んでいる。

❷ 適切に情報収集、事実確認、FMEA等で発生しうる不具合を抽出している。

❸ 未然防止策を策定している（期待される効果、検証方法を含む）。

● 解　説

❶ 病院では多数の職種が関与して業務を行っている。主要な業務について業務工程（フロー）図を作成し、各職種のそれぞれの役割が明確になっていることが重要である。業務工程図は、実務者、システム開発者が、ともに理解できるようUML（Unified Modeling Language）を用いて作成していることが必要である。

❷ 自院、他の病院でのインシデント発生事例などをもとに、自院の業務工程に脆弱な部分がないかを検討し、あるいは、FMEAに基づき検知が困難で影響度が大きな業務が何かが特定されていることが必要である。

❸ 上記に基づき未然防止策を検討、導入している。未然防止策では、期待される効果、検証方法（防止策の遵守率、不具合の発生頻度など）を明らかにしている。

2.2.3 原因究明の仕組みを構築している

RCA 等、適切な方法を用いて原因を究明し、再発防止策を策定している。

❶ 適切に情報収集、事実確認、RCA 等で原因究明している。
❷ 再発防止策を策定している（期待される効果、検証方法を含む）。

❶ 原因究明には、情報収集、事実確認を適切かつ十分に行う必要がある。関係者からの事情
聴取では、以下に留意する。
●事情聴取の留意事項
　・関係者の記憶が薄れる前に行う。
　・協力は任意である。
　・裁判等に使用される可能性を告げる（メモ、IC レコーダー等の原資料は対象外）。
　・時刻の確認は、根拠を明確にする（どの時計を用いたか、電子カルテの場合には実施時
　　刻と入力時刻が異なることに注意する）。
　・記憶が異なる場合には併記し、あとから関係者に確認する。
　・事実の確認にとどめ、理由を追及しない。
　・当事者の心理的支援にも留意する。
●事実確認にあたっては、関係者の事情聴取以外にも、診療記録、生体モニター記録、画像、
その他（薬剤の空アンプルなど）の保管等にも注意する。原因究明には種々の方法がある
が、（1）多職種のそれぞれの役割を明確にしながら、時間経過をたどることが可能なこ
と、（2）業務フローとの整合性が高く改善を行いやすいこと、から RCA を推奨する。適
切な RCA の実施には、最初に十分な事実確認が不可欠である。業務フローに注意しなが
ら原因究明を行う。特に、業務として定めていない行為を、「不作為」として取り扱うこと
には慎重でなければならない。
❷ 再発防止策には、除去（完全に再発させない対策）、制御（除去できないが減少させる）、
容認（直接対策を立てないが、他の防止策等で対策を行う）がある。可能であれば複数の
対策について、それぞれに期待できる効果、監視等の検証方法も併せて提示する。

2.2.4 再発防止策の実施と業務の改善

● 評価の視点

再発防止策を策定し、実施し、業務を改善する仕組みを構築している。

● 評価の要素

❶ 再発防止策を策定し、実施している。

❷ 改善の効果を検証している。実績も確認する。

● 解　説

❶ 再発防止策の利点・欠点、期待される効果、検証方法・時期、担当者等を検討して実施している。

❷ 再発防止策実施の業務改善の効果を具体的に確認する。再発防止策実施における困難、副次的な効果も確認する。

3.1 指示・伝達

3.1.1 指示・伝達の仕組み

● 評価の視点

確実な指示出し・指示受け・実施の仕組みを構築している。

● 評価の要素

❶ 指示出し、指示受け、実施の手順を明確にしている。
❷ 指示変更（内容・時期等）の手順を明確にしている。
❸ 手順を遵守している。

● 解　説

❶ 診療に必要な指示を、適切なタイミングで正確に伝達し、実施に至る手順を明確にして、適切に運用する必要がある。

オーダリングシステムを導入していれば、指示内容の判読性には問題ない。しかし、指示に気づかず放置し、指示に付記した注意内容を確実に伝達しないなどのエラーも発生するので、確実に指示を伝える仕組みを構築する必要がある。

手書きの指示書の場合は、伝達性とともに判読性も問題になるため、指示記載ルールを作成する必要がある。

指示は、指示者、指示受け者、実施者を特定する仕組みが必要である。また、実施済みか未実施かをわかりやすくすることが望ましい（口頭指示については小分類「3.1.2」で評価する）。

❷ 指示変更時に確実に遅滞なく伝達する手順（指示受け者に直接手渡す。必ず連絡する等）を明確にする必要がある。

❸ 手順を周知し、遵守している。院内巡視等で遵守状況を点検していることが望ましい。

3.1.2　口頭指示

●評価の視点

口頭指示、臨時指示等の手順を明文化している。

●評価の要素

❶ 口頭指示を最小化する工夫をしている。

❷ 緊急・手術等対応中で、口頭指示をする場合の手順を明確にしている（指示受け、復唱、記録、伝達エラーを生じにくい帳票の使用、医師による確認等）。

❸ 手順を周知し、遵守している。

❹ 病棟定数配置薬について医療安全面から検討している。

●解　説

❶ 原則として、口頭指示はしないことを明確に定める。口頭指示の多くは病棟の定数配置薬の使用に関わるので、薬剤部との業務の調整を含めて、その最小化を図っていることを確認する。

❷ やむを得ず口頭指示を行う場合の手順を明確にして周知する必要がある。口頭指示の場合、聞き間違い（伝達エラー）を防止する工夫が必要である。例えば、指示者は、ラシックス 1 mg を投与したいと思って「1 ミリ注射してください」と言ったが、指示受け者は1 ミリリットルと受け止め実施した事例がある。また、「3 A（サントウ）」を「半筒（ハントウ）」と聞き間違えることもある。口頭指示を受ける場合は、患者氏名、薬剤名、単位、投与方法などを復唱するとともに、記録する必要がある。記録方法については、電子カルテへの入力、紙のメモなどがあるが、統一する。指示受け用のメモ用紙にあらかじめ定数配置薬剤名、単位を印刷し、○で囲むなどの工夫も一案である。また、事後に医師が確認・承認する仕組みが必要で、これらを手順として定める必要がある。

❸ 手順を周知し、遵守している。院内巡視等で遵守状況を点検していることが望ましい。

❹ 病棟定数配置薬は、使用時に薬剤師が関与しないため、リスクが高い。最小限にする必要があり、年 1 回以上、使用薬剤・使用量を実績に基づき見直して適正化することが望ましい。また、在庫数、使用期限の確認を定期的に実施する必要がある。

3.1.3　検査結果等の確実な報告

検査結果において、患者や病態の確認、緊急処置、治療法の変更等を要するデータがある場合には、速やかに主治医に伝える仕組みを構築している。

❶ 病理診断結果、画像診断等において、主治医に直接結果を伝える項目、内容（パニック値／異常値）を明確にしている。
❷ 主治医不在時を含め確実に医師に直接結果を伝える仕組みを構築している。
❸ 画像診断、病理診断が依頼医の診断と異なっている場合の対応を具体的に決めている。

❶ 検査結果の見落としにより治療が遅れる事例が問題になっている。
　特に緊急性のあるものや重要なものは確実に医師に伝える仕組みが必要である。そのため、画像診断、臨床検査、病理診断等において、主治医に直接結果を伝える項目、内容（パニック値／異常値）を明確にしている必要がある。
❷ 主治医が不在の時にも確実に医師に結果を伝える仕組みが必要である。緊急性のあるものは、すぐに対応しなければならず、結果が迅速に伝わらないと治療が遅れる可能性がある。主治医不在時に伝える順番（同一診療科の医師→診療科長など）を明確にしていることが必要であり、実際の連絡状況について記録により確認する。
❸ 特に、画像診断、病理診断が依頼医の診断と異なっている場合の対応を具体的に決めていることを確認する。

3.1.4 患者引き継ぎ・引き渡し時の確実な情報共有

患者引き継ぎ・引き渡し時に伝達するべき事項を決めており、確実に情報共有する仕組みを構築している。

❶ 引き継ぎするべき事項と確認の順番（工程）を決めている。

❷ 帳票（点検表）等を用い、確実に情報共有している。

❶ 一般病棟、ICU、検査室、手術室等での患者の移送に際して、患者の状態に応じて、伝達すべき事項と確認の順番（工程）を明確にする必要がある。

❷ 帳票、点検表等を用いて重要な情報を漏らさない工夫を評価する。

情報伝達を確実にする方法の一つとして、チームSTEPPSでのI PASS the BATONがある。

I PASS the BATON とは、自己紹介（I：introduction）、患者氏名（P：patient）、主訴やバイタルサイン等から評価（A：assessment）、現在の状況（S：situation）、重大な検査結果や注意事項等の安全性の関心事（S：safety concern）、患者背景（B：background）、実施した対応や今後必要なこと（A：actions）、緊急度や対応の優先順位（T：timing）、責任の所在（O：ownership）、予測される変化や緊急時の対応（N：next）のこと。

3.2 誤認防止

3.2.1 患者の確認

● 評価の視点

患者が自ら名乗れない場合を含め、患者誤認防止の仕組みを構築している。患者引き継ぎ・引き渡し時に伝達すべき事項を決めており、確実に情報共有する仕組みを構築している。

● 評価の要素

❶ 主要な場面（診察、治療、検査等）で患者同定の仕組みを手順書として明文化している（患者が自ら名乗ることのできない場合を含めて）。

❷ 重要な場面では複数の識別子（氏名と生年月日など）を用いて確認している。

❸ （リストバンドを用いている場合）発行・装着の手順を明確にしている。（用いていない場合）患者誤認防止の工夫をしている。

● 解　説

❶ 患者本人の確認は、エラー防止の基本である。患者同定間違いにより、診察・検査・手術・投薬等を別の患者に実施する、検査検体を取り違える等が生じる。これらを防止する患者同定の仕組みが手順として明文化している必要がある。

❷ 職員が名前を呼ぶと、患者は正確に聴き取れなくても「はい」と返事しがちである。特に自分が呼ばれることを期待している時は勘違いしやすくなる。患者に姓名を名乗ってもらい、医療者が持つ患者情報と照合して確認する手順としなければならない。患者が名乗れない場合も、リストバンドや診察券（ID カード）等で照合する方法もある。外来患者は診察券で照合する方法もあるが、患者が持参した診察券が正しいとは限らない（家族のものを間違って持ってくる等）ため注意が必要である。同姓同名もあるため、重要な場面では 2 つ以上の識別子、例えば「姓名と生年月日」「姓名と ID 番号」等で確認することが望ましい。また、院内巡視等で遵守状況を点検することが望ましい。

❸ リストバンドを用いている場合には、対象、発行の方法、装着の部位などを明確にしている必要がある。用いていない場合には、患者誤認防止の方法が実効性を有していることを確認する。

3.2.2　検査・治療部位の確認

● 評価の視点

マーキングなど、検査・治療部位の確認方法を構築している。

● 評価の要素

❶ マーキングなど、検査・治療部位の確認方法を明確にしている。

❷ タイムアウトなど、検査・治療の直前に部位を確認する方法を実施している。

❸ 緊急等、マーキングできない状況を最小化し、その場合の対応方法を明確にしている。

● 解　説

❶ 検査や治療部位の間違いは、大小にかかわらず、重大な有害事象である。検査・治療部位の間違いを防ぐために、検査・治療実施前にマーキングする。マーキングでは、「施行医が、患者とともに検査・治療部位に直接油性マジックまたは皮膚ペンで〇印をつける」「左右にある臓器の治療処置のすべての症例にマーキングする」「検査・治療側の手背に〇印をつける」等、マーキングが必要な検査・治療を決め、検査・治療実施前に画像等、部位を確認するための患者情報をもとに、複数の者でマーキングすることが望ましい。

❷ 治療や検査直前に、その手技にかかわる医療者すべてがタイムアウト等、部位を確認する方法を実施していることを評価する。院内巡視等で遵守状況を点検していることが望ましい。

　❶❷ とも、問題があった場合の対処方法を明らかにしている必要がある。

❸ 緊急時等、マーキングできない状況においては、検査・治療直前にその手技にかかわる医療者が手を止め、タイムアウトを行い、画像等の患者情報をもとに部位を確認するなど、部位確認が確実になされる仕組みが必要である。

手術室に関しては中分類「3.4」で解説する。

3.2.3 検体等の確認

ラベル発行、検体受付、報告まで、安全に配慮した仕組みを構築している。

❶ 検体の取り扱いについて取り違い防止の観点から検討し、業務フローを構築している（ラベル発行、バーコードによる確認、スピッツ等の容器、受付、結果報告等）。
❷ 手順を遵守している。

❶ 採取した検体が、その患者のものであることを、採取時点から常に識別できる仕組みが必要である。検体容器には、患者情報を記載したラベル等の貼付を患者から検体が離れる前に行う。検体採取時には、患者名と検体容器の患者名が一致していることを確認して、検体を容器内に入れる。その確認は、バーコードによる認証や複数の段階で点検する等、確実に実施する仕組みが必要である。検査部門においても、患者情報と検体が受付時から検査結果報告時まで常に一致していることを確認する仕組みを構築し、業務フローとして明文化していることを評価する。
❷ 手順を周知し、遵守している。院内巡視等で遵守状況を点検していることが望ましい。

3.2.4 ドレーン・チューブの誤認・誤接続防止

●**評価の視点**

ドレーン・チューブの識別法を明らかにし、患者の引き継ぎ・引き渡しに際して確実に情報共有している。

誤接続防止コネクタ（ISO〈IEC〉80369 シリーズ）使用を検討している。

●**評価の要素**

❶ ドレーン・チューブの識別方法を院内で標準化している。

❷ 患者引き継ぎ時に確実に情報共有する仕組みを構築している。

❸ 誤接続防止コネクタ（ISO〈IEC〉80369 シリーズ）の情報を収集し、ⅰ責任者決定、ⅱ製品リスト作成、ⅲスケジュール検討、ⅳ施設内周知、ⅴ製品保管方法使用を検討していることを評価する。

❹ 一部でも、誤接続防止コネクタ（ISO〈IEC〉80369 シリーズ）を使用していることを評価する。

●**解　説**

❶ ドレーン・チューブ類は多くの種類がある。また、1 人の患者に複数のドレーン・チューブを使用することが少なくない。間違ったドレーン・チューブへの接続は、本来の治療目的を達成しないだけではなく、時には患者の生命にかかわる有害事象を引き起こす。「三方活栓近くのルートを区別する表示をする」「ルートの目的別に色分けする」「患者の右側・左側等に分けて整理する」等、ドレーン・チューブの識別方法を院内で標準化する必要がある。

❷ 患者引き継ぎ時に確実に情報伝達する仕組みが必要である。患者に使用するドレーン・チューブのルートの種類と目的を把握し、実施する行為の目的・ルートの種類・挿入部位を理解し、患者引き継ぎ時に確実に情報伝達する必要がある。

❸ 誤接続防止の取り組みとして、日本医療機器テクノロジー協会は、誤接続防止コネクタ 6 種（神経麻酔、経腸栄養、四肢のカフ拡張、泌尿器、呼吸器システム・気体移送)＊を規定し非互換性を構築する方針を打ち出し、PMDA が「誤接続防止コネクタに係わる国際規格（ISO〈IEC〉80369 シリーズ）の院内導入」＊＊について通知している。これらの導入に向けて情報を収集し、使用を検討していることを評価する。

＊神経麻酔分野：2020 年 2 月末　旧規格製品販売終了、他分野：未定

＊＊新旧規格製品の混在期間に、新規格製品と旧規格製品との間で非嵌合が生じることや、これまで使い慣れていた製品と形状や手技等が異なることによる事故が発生する可能性がある。医療現場の混乱を避けるため、適切な在庫管理と関係者への情報共有が重要である。

院内新規採用に向けての準備として、ⅰ責任者決定、ⅱ製品リスト作成、ⅲスケジュール検討、ⅳ施設内周知、ⅴ製品保管方法の検討、が必要である。

❹ 一部でも、誤接続防止コネクタ（ISO〈IEC〉80369 シリーズ）を使用することを評価する。

3.3 リスク評価と患者・家族へのわかりやすい説明

3.3.1 リスク評価と対応策の確認

● 評価の視点

一般的な事項のほか、当該患者に特有のリスクについても評価し、医療者・患者双方が対応策を共有している。

● 評価の要素

❶ 患者個別のリスクを評価し、リスクを回避あるいは軽減する方法を図や模型等を用いてわかりやすく説明し、説明内容を記録している。

❷ 医療チームでリスク評価を共有し対応策をとっている。

❸ 緊急時、意識障害、認知症、身寄りがない場合の対応を明確にしている。

● 解　説

❶ 医療は常に最善の結果をもたらすとは限らない。医療行為の一般的なリスクのほか、患者個別のリスクを評価し、そのリスクを回避・軽減する方法を患者・家族に説明し、理解を得る必要がある。患者・家族にわかりやすく、図や模型等を用いて説明し、その内容を診療記録に記載することを評価する。また、患者自身の理解度を確認している。

❷ 医療チームでリスクを共有し対策を講じる必要がある。ハイリスク事例に対しては、その患者にかかわるすべての医療者が情報共有し対応策の統一を図り、適切な医療をする必要がある。そのためにハイリスクカンファレンス等を実施していることを評価する。

❸ 緊急時、事前に患者・家族の同意が得られない場合は、多職種で協議し、適切な方法を選択し記録する。意識障害や認知症があり、患者に判断能力がない場合は、家族等代諾者に説明し同意を得る。身寄りがなく、患者の代諾者に説明できない場合の対応も明確にしている必要がある。

3.4 手術・処置における安全対策

3.4.1 機器、器材の確実な準備

● 評価の視点

手術に使用する機器、器材の術前確認と準備を確実にしている。

● 評価の要素

❶ 必要な機器、器材を主要な術式毎に明確にしている。

❷ 機器、器材を確実に準備する仕組みを構築している。

❸ 機器、器材を適切に管理している。

● 解　説

❶ 主要な術式に必要な ME 機器、医療器材、手術機器、医療材料を明らかにしている。

❷ 当該手術室内搬入、準備完了を確認する手順を策定している。

❸ ガス供給部分や麻酔用呼吸器等の定期点検は、機能点検（業者との保守契約による）1回/年、目視点検（破損、変形、部品の汚れ）等は 4 回/年以上行った記録が必要である。

また、実施する前は始業点検表を作成し、記録を保管する必要がある。また、その他の ME 機器も定期的な保守・管理を行い、JIS T1001「医用電気機器の安全通則」より臨床工学技士が 6 カ月から 1 年に 1 回の割合で点検し、修理履歴も記録していることが望ましい。

器材は化学的インジケータ、生物学的インジケータ等を用い、無菌性有効期間に応じた管理をしている。使用機材の搬入路が、術前と術後に交差しないことが望ましい。

3.4.2　入室時の患者の本人確認

患者の手術室入室時に確実に同定する仕組みを構築している。

❶ 患者を確実に同定する仕組みを構築している。

❶（電子カルテ・紙カルテを問わず）手術室入室時に患者本人を同定する仕組みを構築している。紙カルテの場合、当該患者であることを確実に同定できるよう、患者とカルテを一緒に搬送することが望ましい。

麻酔導入前にチームメンバー（外科医、麻酔科医、看護師、臨床工学技士等）が患者本人に姓名を名乗らせ、当該患者とともにリストバンドや2つの識別子を用いて（生年月日、患者ID番号等）で患者を同定する必要がある。

患者本人が名乗れない場合、当該患者を同定する方法として、リストバンド、IDカード、バーコードリーダ（QRコード）等を使用して患者確認を行うことが望ましい。これらの患者確認については「手術安全チェックリスト」または同様の安全チェックリストを用いて、記録を含めての残す必要がある。

3.4.3 タイムアウトの実施

● 評価の視点

タイムアウト等、患者確認や手術部位確認方法を確立している。

● 評価の要素

❶ タイムアウトの方法を明確にしている。

❷ タイムアウトを手術、処置時に実施している。

● 解　説

❶ タイムアウトの方法では、対象となる手術・処置、実施するタイミング、確認する対象者、確認する項目を明らかにしている必要がある。手術のみでなく、処置でもタイムアウトしていることが望ましい。

WHO「安全な手術のためのガイドライン 2009〜安全な手術が命を救う」では、「麻酔導入前、皮膚切開前、患者の手術室退室前」のタイミングで患者の確認、手術部位の確認、アレルギーの確認、予測される極めて重要な合併症等、短時間で実施できる確認項目を含むことが推奨されている。

❷ タイムアウトは、医療者全員が一旦手を止めて実施することが必要である。タイムアウトを適切に実施しており、タイムアウト点検表を診療記録として保管している。

WHO 手術安全チェックリストの実施マニュアル*より

・外科医による手術部位のマーキング

・麻酔器と薬剤の安全チェックの実施

・麻酔管理中の全患者へのパルスオキシメータの継続的使用

・気道の客観的評価

・適切な滅菌作業を保証する滅菌インジケータの使用

・皮膚切開前 1 時間以内の抗菌薬の予防的投与

・チームメンバー全員による皮膚切開直前の、患者、手術部位、術式の口頭での確認（タイムアウト）

・臨床上の懸念事項、手術計画、その他の重大な問題を議論する術前のチームによるブリーフィング（事前の打ち合わせ）

・術中の問題点、患者の回復や術後管理に関する懸念を話し合う術後のチームによるディブリーフィング（事後の振り返り）

＊ページ 151「参考資料（URL）13」参照

3.4.4　安全な手術体位

● 評価の視点

手術体位による神経・循環障害の防止を工夫し、術後に症状の有無を観察し、記録している。

● 評価の要素

❶ 安全に配慮した体位を主要な術式毎に明確にしている。

❷ 麻酔中の観察項目・観察頻度を明確にし、記録している。

❸ 長時間手術等で、手術の進捗や時間毎の除圧の手順書を作成し、実施状況を記録している。

● 解　説

❶ 主要な手術体位の良肢位および注意点を手順書に図示している。

❷ 患者の術前状態（年齢、身長、体重、体形指数〈body mass index：BMI〉、皮膚の状態、拘縮・麻痺の有無等）からリスクを評価し、観察項目・観察頻度を策定し、診療記録に記載している。

❸ 長時間に及ぶ手術や術中体位のローテーションを考え、転落予防のための器具や除圧用具について手順書に記載している。術後は皮膚の発赤、皮膚剥離、水疱形成、神経圧迫症状、循環症状の観察記録を診療記録に記載している。

3.4.5　回復室での観察

● 評価の視点

　回復室での観察項目と観察間隔、一般病床へ移送する基準を明確にしている。

● 評価の要素

❶ 観察項目・観察間隔を明確にし、記録している。

❷ 回復室からの退室基準を明確にしている。回復室のない場合は手術室からの退室基準を明確にしている。

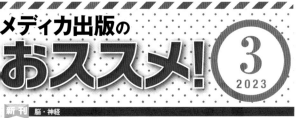

ベッド柵、点滴スタンドの固定等を実施してい
サイン、呼名反応、呼吸状態、疼痛等の観察項
　診療記録に記録する必要がある。
ら、呼吸器系、循環器系、体温・輸液バランス等
　退室を判断した最終確認医師を明確にしている。

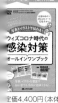

3.4.6　安全な鎮静

処置時の鎮静のための手順を確立している。

● 評価の要素
❶ 鎮静剤の使用方法、観察事項、間隔等を明確にしている。
❷ 緊急時の対応が可能な体制を整備している。

● 解　説
❶ 全身麻酔はもとより、局所麻酔時の鎮静においても、麻酔担当医または看護師の管理の下に使用する。鎮静を要する検査や処置の患者の説明同意文書には、検査や処置の有用性やリスクだけでなく、鎮静剤を使用するリスクを明記している。鎮静剤を使用できる場所（払い出しが可能な場所を含む）を院内で定めていることが望ましい。
鎮静剤を使用する前に患者を評価する。鎮静に際しては、鎮静中及び覚醒するまでの観察項目を、麻酔覚醒スコア（Postanesthetic Recovery Score：PAR Score）やアルドレートスコア（Aldrete Scoring System）などを用いて記録し、観察する間隔を定める必要がある。
❷ 局所麻酔薬中毒（Local Anesthetic Systemic Toxicity：LAST）などにも備えた緊急時の体制を整備している。
安全な鎮静のためのプラクティカルガイド（2022 年 6 月改訂）参照のこと。

3.5　急変時の対応

3.5.1　救急カート

●**評価の視点**

必要な場所に救急カートを設置し、救急カートの内容等を適切に管理している。

●**評価の要素**

❶ 救急カートの内容を院内で標準化し、一覧表等で明確にしている。定期的に点検表を用いて点検する仕組みを構築している。

❷ 救急カートの位置を職員に周知している。

●**解　説**

❶ 救急カートの内容は、特定の診療科（小児科、婦人科等）を別にして、病院内で標準化することが望ましい。内容は、使用頻度を考慮し、かつ、取り出し時に誤った薬品を取り出すことのないよう配置する。

点検表は、内容の一覧、確認者、確認日時を容易に把握できる必要がある。点検の頻度は、実際の使用状況に応じたものでよい。救急カートを使用した際には、使用したこと、補充・点検が必要なことが容易にわかる工夫があるとよい。

❷ 救急カートの配置場所を職員に周知している。救急カートの台数、配置場所は、医療内容に応じたものであることが望ましい。

3.5.2　緊急コール

● 評価の視点
緊急コールの方法を職員に周知し、適切に対応する仕組みを構築している。

● 評価の要素
❶ 緊急コール（EM コールやコードブルー等）とそれに対する対応を様態（患者急変、新生児行方不明、火災等）ごとに規定している。
❷ 夜間休日のコール方法を明確にしている。
❸ 緊急コール対応の訓練を定期的に実施している。
❹ RRS(Rapid Response System：入院患者の病状の急変の兆候を捉えて対応する院内体制) を構築している。

● 解　説
❶ 院内の緊急事態（患者急変、新生児行方不明、火災、院内暴力等）に対し、施設の環境、規模、機能、人的状況、設備等から検討した、迅速かつ適切に処置できる緊急コール体制を整備している。救急コールの名称は各病院が自由に決めてよいが、コード・ブルー：患者の急変、コード・ピンク：新生児行方不明、コード・レッド：火災、コード・イエロー：有毒ガス等が用いられることが多い。
❷ 日中のみならず、夜間休日のコール対応体制も確立する必要がある。
❸ 全職員を対象に定期的に救急コールの対応訓練を実施している。
❹ RRS では、バイタルサインなどが一定の基準を満たした場合に、主治医、または担当の医師（病院の中であらかじめ決められている麻酔科、集中治療、救急などの医師）に連絡をする。RRS 起動の基準を明確に定め、院内に周知する必要がある。院内死亡率、予期しない死亡率を定量評価するとよい。

3.5.3　職員の BLS（Basic Life Support）研修

●評価の視点

直接診療に関わる職員に BLS（Basic Life Support）の研修を実施している。

●評価の要素

❶ 直接診療にかかわる職員に定期的に BLS 訓練を実施している。

❷ 訓練の履歴を病院が把握している。

●解　説

❶ 医療者に早期通報、BLS の実施、自動体外式除細動器（AED）の扱い等、受講プログラムを整備し、直接診療にかかわる職員に定期的に BLS 研修を受させけている。BLS 研修は、毎年受ける必要はないが、内容もしばしば改訂されているので、病院の規定する期間ごとには受ける必要がある。

❷ BLS の院内受講率、受講履歴を把握している。

4 安全な医療機器・薬剤の使用

4.1 医療機器

4.1.1 管理体制

● 評価の視点

責任者の選任、組織的な位置づけ、管理手順（書）の整備等、適切な管理体制を構築している。

● 評価の要素

❶ 医療機器安全管理を組織図上に位置づけている。
❷ 責任者を選任している。
❸ 病院が管理するすべての医療機器を把握している。
❹ 管理手順（書）を整備している。

● 解　説

❶ 組織図上に医療機器を管理する部門を明記している。医療機器管理を主たる業務とする部署は必ずしも必要としないが、管理する部署を組織図上で明確に示していることが必要である。

❷ 医療法では、医療機器安全管理責任者を定め、責任体制を明確に示す必要がある。医療機器安全管理責任者は、医療機器の適切な使用方法、保守点検の方法等、医療機器に関する十分な経験および知識を有した医師、歯科医師、薬剤師、助産師（助産所の場合に限る）、看護師、歯科衛生士（主として歯科医業を行う診療所に限る）、診療放射線技師、臨床検査技師又は臨床工学技士のいずれかの医療資格を有する者でなくてはならない。医療機器安全管理者の主導の下、研修実施、保守点検、改善方策を実施する。

❸ 病院が管理するすべての医療機器を管理台帳により把握する。医学管理を行っている患者の自宅など、病院等以外の場所で使用する医療機器や、他院等に対し貸し出した医療機器も含む。

❹ 定期点検、日常点検（始業前、使用中、終業時点検）、機器の適用範囲、使用後の保守、不具合発生時の連絡方法や対応等を記載した医療機器管理マニュアルを整備している。

4.1.2　一元管理

中央管理の対象となる機器を明確にするとともに、対象外の機器の整備・使用を安全にする仕組みを構築している。

❶ 主要な機器を中央管理している。

❷ 病棟管理の機器は、中央管理部門と連携の下、定期的に点検し、安全に使用できるように工夫している。

❶ 中央管理する機器の範囲を明確にしている。中央から各部署に貸し出している機器については、使用中の患者情報も把握している。連続使用期間が長期に及ぶ場合には、途中で機器の状況を点検することが望ましい。

　次回使用に備えて、使用後速やかに返却を求め、整備する。点検済みの機器には、最終点検日、次回点検日等を表示するとよい。病棟で機器を保管する場合には、使用済みのものと、使用前のものを明確にわかるようにしている。

❷ 病棟管理の機器も、中央管理部門が定期的に保守点検することが望ましい。機器の動作時間や使用頻度、部品の耐久時間等を考慮して、点検計画を策定する。各機器の保守点検時期が把握できる。なお、在宅貸出機器等も保守点検が必要である。在宅医療を受けている患者が、使用中の医療機器を持参して入院する場合がある。その場合の管理も明確にする。

4.1.3　標準化

● 評価の視点 ▶
医療機器の採用時に、標準化を図っている。

● 評価の要素 ▶
❶ 医療機器の採用時に、医療安全部門と連携し、使用方法等を標準化している。

● 解　説 ▶
❶ 医療機器の選定に関して、医療安全の視点から、医療機器管理責任者または臨床工学技士が選定にかかわることが望ましい。同じ機能の機器であれば、可能な限り機種を統一、または、操作方法が大きく変わらない機種を選定するとよい。選定の過程、検討した内容について具体的な事例をもとに確認する。

4.1.4　職員の研修

● **評価の視点**

医療機器の安全使用のために、職員を研修している。

● **評価の要素**

❶ 主要な医療機器を新たに導入した際や、新入職員に使用方法等を研修している。

❷ 職員の研修参加状況を記録し、把握している。

❸ 研修では、医療機器の有効性・安全性、使用方法、保守点検、不具合対応、法令上遵守すべき事項を伝えている。

❹ 研修参加者の理解度を評価している。

● **解　説**

❶ 新しい医療機器の導入時、または新入職員に対して、使用方法を研修している。特に安全使用に際して技術の習熟が必要な医療機器（人工呼吸器、除細動装置、透析装置等）は、定期的に研修することが望ましい。なお、特定機能病院においては、年2回程度、安全使用に際して技術の習熟が必要な医療機器に関しての研修を定期的に行う必要がある。研修の講師は、臨床工学技士等の職員のほか、当該医療機器のメーカーに依頼したり、外部の研修を利用したりしてもよい。

❷ 研修の開催日時、出席者、実施内容を記録し、職員の受講履歴を把握する必要がある。当該機器を使用する可能性のある職員が全員受講できるように、開催日時、回数等を工夫するとよい。

❸ 取り扱い研修では、医療機器の有効性・安全性や基本的な使用方法だけでなく、保守点検、生じやすい不具合、検知方法、対応方法も含むことが望ましい。特に、夜間や休日に不具合が発生した場合の対応手順については、現場に周知する必要がある。研修を行うだけでなく、日常点検の手順等を、各部署でいつでも参照できるようにしなければならない。

❹ 研修終了後にアンケートや理解度テストを行い、研修参加者の理解度を把握するとよい。理解度に応じて、必要があれば個別に指導を追加する。なお、職員が当該機器を初めて使用する時は、指導者の立ち会いのもとで機器を使用することが望ましい。

4.2　医療放射線安全管理

● 評価の視点

医療放射線安全管理を適切に実施している。

● 評価の要素

❶ 医療放射線安全管理責任者を配置している。

❷ 診療用放射線の安全利用のための指針を策定している。

❸ 放射線診療従事者に対する診療用放射線の安全利用のための研修を実施している。

❹ 放射線診療を受ける患者および従事者の放射線被ばく線量を管理し、記録している。

● 解　説

❶ 医療放射線安全管理責任者は、診療用放射線の安全管理に関する十分な知識を有する常勤職員であって、原則として医師および歯科医師のいずれかの資格を有していることが条件である。ただし、常勤の医師または歯科医師の指導下にあること等を条件に、診療放射線技師が務めることも認められている。

❷ 指針の内容として、(1) 診療用放射線の安全利用に関する基本的考え方、(2) 放射線診療に従事する者に対する診療用放射線の安全利用のための研修に関する基本的方針、(3) 診療用放射線の安全利用を目的とした改善のための方策に関する基本方針、(4) 放射線の過剰被ばくその他の放射線診療に関する事例発生時の対応に関する基本方針、(5) 医療従事者と患者間の情報共有に関する基本方針 (患者等に対する当該方針の閲覧に関する事項を含む) が含まれている必要がある (「診療用放射線の安全利用のための指針作成に関するガイドライン」)。また、指針を定期的に見直していることを確認する。

❸ 診療用放射線の安全利用のための研修を定期的に開催 (年1回以上) し、対象者が漏れなく参加していることを、実施記録や研修参加者一覧等で確認する。

❹ 放射線診療を受けた患者、従事者の被ばく線量を、診療記録や被ばく線量管理システム、放射線情報システム等に記録する必要がある。また、従事者を対象に電離放射線健康診断を6カ月ごとに実施する必要がある。

4.3 薬剤

4.3.1 手順の整備

● 評価の視点

薬剤の処方・準備、投与時の手順を明確にしている。

● 評価の要素

❶ 薬剤の処方・準備手順を明確に定めている。

❷ 投与時の手順（薬剤の確認、照合、患者確認、投薬後の観察等）を明確に定めている。

❸ 与薬の手順を職員が容易に参照できる。

❹ 認証システムを導入している。

● 解　説

❶ 医薬品の安全使用のための業務手順書を策定し、処方・指示受け・調剤・保管等の薬剤準備に関して具体的な手順を定めている。名称類似薬剤や外観類似薬剤の処方作成時の間違いや調剤時の取り間違いを防ぐ対策、重複処方や禁忌投与を防ぐ対策を業務プロセスに組み込み、かつ薬剤師が関与している。

薬剤準備後、注射薬ミキシング後であっても、処方指示変更に迅速に対応して薬剤を変更する手順、さらに、準備した薬剤が処方指示変更後の薬剤であることを確認する手順を業務プロセスに組み込んでいる。

❷ 取り揃えから患者ベッドサイド搬送まで、「1 患者 1 トレイ」の原則を手順に定めている。投与直前に患者ベッドサイドで処方内容と患者名、薬剤名・投与量・投与経路・投与時間等を照合する手順を定めている。投与直後および巡回時に、患者状態、投与速度、投与ルート等の確認項目を手順に定めている。異常時の対応手順を整備している。

❸ 与薬時の基本的な確認手順、麻薬・特定生物由来製品等、特に注意が必要な薬剤に関する与薬手順を、職員が容易に参照できるようにしている。情報システムで最新の手順を誰でも参照できるようにすることを高く評価する。

❹ 薬剤準備の段階（調剤時や薬剤ミキシングまでの間）で、薬剤バーコードを利用した薬剤認証システムを導入している。与薬時には患者バーコードを利用した患者認証システムを導入している。これらを高く評価する。システムを導入していない場合は、それに代わる確認方法を手順に具体的に明記する必要がある。

4.3.2 処方内容の説明

処方開始時および処方変更時には、治療内容を患者に説明し、必要に応じて記録している。

● 評価の要素

❶ 処方開始時に治療方針・処方内容を患者に説明し、記録している。
❷ 処方変更時に変更理由と変更内容を患者に説明し、記録している。
❸ 意思疎通が取れない患者への対応を工夫している。

● 解　説

❶ 医師・看護師は、治療方針・処方内容を患者が理解しやすい言葉で説明する。抗がん薬・インスリン等は、予め説明用パンフレットを準備するなど、治療効果・必要性だけでなく、考えられる副作用、おもな注意点等を説明し、診療記録に説明した記録を残す。薬剤師は服薬指導でさらに詳細に説明し、指導記録に患者の薬学的問題点を記載して職員で共有する。
❷ 医師は治療方針・処方内容の変更時には、変更理由と変更された処方内容を患者に理解できるように説明し、診療記録に記載する。変更した最新情報を、職員が確実に把握できる仕組みを確認する。
❸ 意思疎通が取れない患者の場合には、家族に治療方針・処方内容等を説明し記録するなど工夫が必要である。

4.3.3 　処方時の相互作用の確認

● 評価の視点

　使用禁忌・併用禁忌・相互作用に注意を要する薬剤の処方ルールを明確にし、必要性について患者に説明し診療記録に記録している。

● 評価の要素

❶ 使用禁忌・併用禁忌・相互作用を警告する仕組みを構築している。

❷ 禁忌使用時の手順を定めている。

❸ 禁忌使用の必要性について患者に説明し、記録している。

❹ 薬剤師が服薬指導し記録している。

● 解　説

❶ オーダリング・処方監査において禁忌薬、相互作用に注意を医師に警告する仕組み、機能がある。院内処方・院外処方・持参薬について、それぞれ確認する。

❷ 本来、投与禁忌とすべきであるが、治療上やむを得ない合理的理由があり使用する場合の院内手順を定めている。

❸ 本来、投与禁忌とすべきであるが、治療上やむを得ない合理的理由があり使用する場合、その内容、目的、必要性と危険性を患者にわかりやすく説明し、その内容を診療記録に記載している。実績を確認する。

❹ 薬剤師は薬歴管理で禁忌薬剤、相互作用に注意を必要とする薬剤の有無を確認し、服薬指導時には臨床検査値を確認し、患者の訴えから影響の有無を十分に確認する。退院後の運転注意、高所作業注意等、指導内容を診療記録に記載し、相互作用に関する情報を職員で共有する。

4.3.4 持参薬の確認

持参薬を実際の服用状況とともに確認し、記録している。

❶ 持参薬（外来での使用薬）を服用状況とともに確認する仕組みを構築している。

❷ 持参薬の継続・中止指示を明記している。投与・中止の必要性を患者に説明し、診療記録に記録している。

❸ 使用禁忌・併用禁忌・相互作用に注意が必要な薬剤を明記し、必要に応じて医師に確認する手順を作成している。

❹ 治療内容に迅速に反映している。

❺ 持参薬と院内処方薬を安全に同時に使用する仕組みがある。

❻ 療養型病院の場合、一部の持参薬を他院に処方を依頼する仕組みがある。

❶ 入院時に薬剤師が他院処方も含めて持参薬を調査し、持参数、残薬状況を見たうえで、患者、または患者家族に入院前の服用状況を確認している。

❷ 薬剤師は採用薬・代替薬情報とともに服薬状況を医師に伝え、医師は入院中、持参薬を継続か中止かの指示を診療記録に明記する仕組みを構築している。さらに、患者に入院中も必要な薬物治療を継続すること、手術前や入院時の患者状態から投与を中止する薬剤があることを説明し、診療記録に記録している。また、中止すべき薬剤の中止、再開指示と、その実施状況を把握していることを確認する。

❸ 薬剤師は持参薬調査の際、注射薬も含めた薬歴全体を確認し、診療記録に相互作用に注意が必要な薬剤を記載している。必要に応じて使用禁忌・併用禁忌、相互作用や重複処方を医師に確認する手順を作成している。

❹ 薬剤師は、入院後薬物治療を開始するまでに、調査した持参薬情報を診療記録に登録し、医師はその情報をもとに院内処方を作成、変更している。夜間・緊急の入院についても確認する。

❺ 持参薬を使用する場合には、院内処方薬とともに安全に使用する仕組みが必要である。持参薬がなくなった際に、院内で確実に継続して処方する必要がある。

❻ 療養型病院等では、薬物療法を継続するために一部の持参薬処方を他院に依頼する仕組みが必要な場合もある。この手順を作成していることを確認する。

4.3.5　アレルギーへの対応

● 評価の視点

処方時にアレルギー歴を参照する仕組みを構築し、薬剤に関連するショック等、急変に際して対応する仕組みを構築している。

● 評価の要素

❶ 処方時にアレルギー歴を確認する仕組みを構築している。

❷ アレルギー薬入力時に警告表示する仕組みを構築している。

❸ 薬剤アレルギー反応発生を早期に検知する仕組みを構築している。

❹ ショックや急変時の対応を手順として定めている。

❺ 手順を周知し、急変時対応を訓練している。

● 解　説

❶ 医師・看護師・薬剤師等がアレルギーや副作用情報を把握し、診療記録の所定の場所に記録し、医師は処方時に参照できる。薬剤師は処方監査時に参照し、必要時に疑義照会し、他剤に変更し副作用を未然に防止している。

❷ 医師の処方作成にアレルギー薬、成分がある場合、警告画面を表示する仕組みがあることを評価する（持参薬入力時も同様）。採用医薬品以外、また、成分の登録も可能とし、禁忌薬を指示登録不可能としていることを評価する。アレルギーに関する情報を新たに薬剤師、看護師が得た時は、医師に確認している。

❸ 薬剤投与後の観察に、アレルギー反応発生を早期に検知する手順を定めている。ヨード造影剤、抗菌薬、がん化学療法等は個別の点検表や観察記録を定めている。

❹ アレルギー出現、ショック発生時の対応手順を定めている（緊急コールについては小分類「3.5.2」で確認する）。

❺ 新入職員オリエンテーション、医療安全講習会・医局会等で手順を説明し、職員に周知している。急変時対応訓練を実施している。

4.3.6 抗がん剤のレジメン管理

レジメン（種類、用法、用量等を体系的に定めた治療計画書）に基づいて抗がん剤を使用している。

❶ レジメンの採用・登録方法を定めて、一元管理している。

❷ レジメンに基づき投薬している。

❶ 抗がん剤はレジメンに基づき使用する必要がある。レジメン審査委員会を設置し、レジメンの採用・登録方法を定めて、一元管理している。また、レジメンの使用状況を定期的に確認し、使用しなくなったものは削除している。

レジメン審査委員会が承認し、登録したレジメンのみ実施可能としている。

❷ 医師が登録レジメン一覧からレジメンを選択し、レジメンに基づいて算出した推奨用量を参考に使用薬剤と用量を決定し、処方箋を発行している。

薬剤師が抗がん剤を調製し、医師または看護師が、必要時にレジメンを参照して投与している。

がん化学療法業務フロー図を作成していることを高く評価する。

4.3.7　注射薬の誤調剤防止

● 評価の視点

注射薬の誤調剤防止の仕組みを構築している。

● 評価の要素

❶ 注射薬準備の環境を整備している（準備台の整理整頓・清潔保持設備、中断回避のルール等）。

❷ 1施用毎に取り揃える等、誤調剤を防止する仕組みを構築している。

● 解　説

❶ 点滴処置台を整理整頓し、点滴処置台・点滴用トレイを消毒用アルコール清拭している。準備中の兼務中断回避として、準備に集中する（計画性・優先度・私語を慎む）仕組みを構築し、教育している。薬剤師によるミキシングを高く評価する。

❷ 薬剤師が注射処方箋に基づき1患者1カセットを使用し、1施用ごとに取り揃えている。1カセット内に複数の施用を用意する場合には、混入防止のために、1施用ごとにトレイに入れる、輸液に混合する薬剤をチャック付きビニール袋に入れ、混合する輸液ボトルに添付する等の工夫が必要である。

　臨時処方についても確認する。

　ミキシング直前に薬剤本体と注射処方箋、注射ラベルを照合している。バーコード等で3点認証*（薬剤・指示・ラベル）を実施することを高く評価する。

＊患者・薬剤・看護師（投与者）の照合を3点認証と呼ぶ人がいるが、それでは、最新の指示変更（臨時指示、中止変更）を診療記録で確認できない。

4.3.8 処方監査、調剤監査、疑義照会

処方監査、調剤後の確認を確実にし、必要な際には疑義照会する仕組みを構築している。

❶ 処方監査している。

❷ 調剤監査している。

❸ 院内薬剤科からの疑義照会の仕組みを構築している。

❹ 外部の調剤薬局からの疑義照会に応じる仕組みを構築している。

❺ 監査・疑義照会を記録している。

❶ 薬剤師が持参薬・注射薬を含めた薬歴を参照して処方監査を行う必要がある。外来患者の院外処方を監査していることを高く評価する。夜間等の薬剤師不在時の処方は、実施後に薬剤師が処方監査し、必要に応じて疑義照会し、その日以降の処方に反映する必要がある。

❷ 業務手順書に調剤監査を明記している。調剤した薬剤師と、調剤監査する薬剤師は別であることが望ましいが、日直・当直時等、1人で調剤・監査する場合の対応を確認する。

❸ 薬剤師が処方監査や病棟業務で疑義を生じた時には疑義照会している。

❹ 院外処方箋の疑義照会の窓口を明確にしている。医師不在時を含めて、疑義照会業務対応フローと疑義照会院内規定を作成していることを確認する。

❺ 処方監査で疑義照会した内容とその回答を記録して保管している。実績についても確認する。

4.3.9 取り違い防止への配慮

● 評価の視点

品名や外観類似薬剤について、取り違い防止の対策（表示の工夫、採用の変更等）を実施している。

● 評価の要素

❶ 品名や外観類似薬剤の採用基準を作成している。

❷ 随時、採用基準を変更する仕組みを構築している。

❸ 取り違い防止方法を周知している。

❹ 取り違い防止策を実施している。

● 解　説

❶ 品名や外観類似薬剤の採用基準を作成し、「名称類似薬、外観類似薬は原則採用回避」を手順書に明記している。複数規格を原則、採用しない、現場に配置しないことが望ましい。

❷ 手順書、薬事委員会規定の採用基準を必要時に見直している。緊急時に必要な薬剤の採用基準を明記している。

❸ 外観類似薬・名称類似薬の間違い事例とその対策を医療安全委員会、薬剤科、病棟等で説明し、情報共有している。安全情報を紙媒体あるいはイントラネットで配信している。

入職時オリエンテーションや院内医療安全講習会で医薬品安全管理者が名称類似薬注意や外観類似薬注意を説明し、注意喚起している。

❹ 指示入力時は三文字検索、複数規格採用薬剤は薬剤名の前に【　】で規格を表示する等、指示検索画面や処方箋印字の表示を工夫している。

薬剤名に薬効（糖尿病薬等）を表示する、抗がん剤は頭文字に「ガン」を入力しないと処方できないマスタ登録をする等、ハイリスク薬と一般薬との名称類似薬入力で取り違い防止を工夫していることを高く評価する。

調剤棚に「複数規格あり」「類似名称薬注意」等のシールを貼り、注意喚起するとよい。また、筋弛緩剤、鎮静剤などの指示・払い出しを特定の部署に限定するなどを評価する。

病棟では外観類似薬は並べて配置しない、規格違いは原則病棟に配置しない、棚の表示方法を工夫する等、取り違い防止対策の実施を安全ラウンドで現場確認する。

4.3.10　高濃度カリウム製剤の管理

高濃度カリウム製剤に関して、厳重な管理体制を確立している。

● 評価の要素
❶ ワンショット可能な高濃度カリウム製剤は、薬剤科のみで保管する。
❷ プレフィルドシリンジを ICU 等で定数配置する場合には、安全に管理している。
❸ 高濃度カリウム急速静注防止を想定した業務手順を定めている。
❹ 業務手順を職員研修等で周知している。

● 解　説
❶ 高濃度カリウム製剤に関しては、薬剤科のみの保管、院内一元管理を高く評価する。
❷ プレフィルドシリンジを ICU 等に保管（定数配置）する場合には、使用頻度等を考慮の
　うえ、安全に管理していることを確認する。
❸ 医療安全マニュアルのハイリスク事故防止基準に、急速投与しない薬剤として明記する。
　ベッドサイドでの混注を避け、使用の都度、薬剤科が希釈したもののみを払い出す仕組み
　を高く評価する。なお、高濃度カリウム製剤のシリンジポンプを用いた原液投与は適応外
　使用であることに留意する。
❹ 高濃度カリウム製剤を含むハイリスク薬の業務手順に関する職員研修（講義・技術演習）
　を実施し、安全使用を注意喚起する必要がある。

4.3.11 ハイリスク薬剤

● 評価の視点

ハイリスク薬剤を定めており、取り扱いについて手順を整備している。

● 評価の要素

❶ ハイリスク薬剤を明確にしている。

❷ ハイリスク薬剤保管、取り扱い手順を定めている。

● 解 説

❶ 日本病院薬剤師会「ハイリスク薬に関する業務ガイドライン」に基づき、医薬品安全管理責任者がハイリスク薬を定義し、医薬品安全使用のための業務手順書に記載している。さらに重点管理ハイリスク薬を院内採用薬から洗い出して明確にし、対策を強化することが望ましい。

❷ 薬品棚に注意マークを貼付してハイリスク薬を区別している、医薬品点検表に基づき、ハイリスク薬の管理を定期的に、期限、保管・取扱い手順の遵守状況を点検している、重点管理ハイリスク薬剤は注意喚起の用紙を添付して、払い出している等の実施を高く評価する。

4.3.12 職員の研修

医薬品の安全使用のための業務手順書に基づき、職員研修している。

❶ 麻薬・向精神薬など管理が必要な薬に関して職員研修している。
❷ 研修では院内のインシデント事例だけでなく、重大な医薬品事故事例も具体的に伝えている。
❸ 職員の研修参加状況を記録し、把握している。
❹ 研修参加者の理解度を評価している。

❶ 規制医薬品（麻薬、覚せい剤原料、向精神薬〔第１種、第２種〕、毒薬・劇薬）、特定生物由来製品など、記録保管管理が必要な薬剤の手順について、職員研修している。
❷ 研修では院内の外観・名称類似薬間違い、患者間違い等のインシデント事例だけでなく、重大な医薬品事故事例についても起こり得ることとして原因と対策について説明する必要がある。
❸ 研修日時、出席者を確認する。非常勤職員やパート勤務者も含めて全員参加できるように開催する必要がある。
❹ 研修終了後に参加者に理解度テストやアンケートを行い、理解度を把握する必要がある。理解度に応じて個別に説明指導を追加する。

4.4 輸血・血液製剤

4.4.1 手順の整備

● 評価の視点

輸血（自己血輸血を含む）の適応、準備、投与、保管管理等の実施に関する一連の手順書を整備している。

● 評価の要素

❶ 輸血に関する指針を定めている。

❷ 輸血を一元管理している。

❸ 準備、投与、保管管理等の実施に関する一連の手順を定めている。

❹ 自己血輸血を行う場合、その採取の手順、実施の手順を定めている。

❺ 輸血に関する手順書を定期的に見直している。

● 解　説

❶ 施設の指針は、厚生労働省の「輸血療法の実施に関する指針」および「血液製剤の使用指針」、また、自己血輸血に際しては、自己血輸血・周術期輸血学会の貯血式自己血輸血実施指針に基づいた内容である必要がある。輸血の効果と危険性を比較し、治療の必要性が上回る場合にのみ実施する。ヘモグロビン濃度（Hb）、血小板数（PLT）、プロトロンビン時間（PT）等の検査値や、患者の状態等を総合的に判断し、計画的に投与し効果を評価する。また、患者・家族に対して血液製剤投与の必要性とリスクを説明し、同意を得る必要がある。

❷ 輸血療法委員会を設置し、輸血業務全般を監督指導する責任医師を明確にしている。また輸血用製剤の発注・保管・交差適合試験・供給・返却等、一連の業務を研修を受けた担当者が行っている。使用状況や廃棄数を把握し、安全で適正な輸血を実施するよう検討している。

❸ 血液製剤は、自記温度記録計と警報装置付きの専用保冷庫に保管している。不規則性抗体スクリーニング検査や交差適合試験は、臨床検査技師が 24 時間実施可能な体制をとっている。持ち出した製剤を、ICU や病棟等で保管せず速やかに使用している（もし、ICU や病棟で保管することがある場合には、温度管理の状況、保管時間、返却・再利用が可能かを確認する）。

❹ 自己血貯血の際は、細菌汚染や迷走神経反射等に留意している。
　自己血貯血は、日赤血液センターの血液製剤とは別に、自記温度記録計と警報装置付きの専用保冷庫に保管することが望ましい。

❺ 輸血療法に関する指針、血液製剤の発注、準備、投与についての一連の業務手順や、緊急輸血への対応、副作用・合併症発症時の対応等を明文化している。マニュアルを適時改訂し、改訂年月日等を記録している。

4.4.2 誤認防止

● 評価の視点

患者名、輸血等の血液製剤種類と血液型、血液製剤ロット番号、投与量、投与方法の確認と記録を確実に行う仕組みを構築している。

● 評価の要素

❶ 誤認防止を考慮した業務手順を定めている。

❷ 輸血用血液製剤の受け渡し、投与前の確認、照合は携帯端末（PDA）などの電子機器を用いて誤認防止する仕組みがある。

● 解　説

❶ 交差適合試験用検体採取、交差適合試験実施業務において誤認防止のための患者の確認方法や手順を定めており、遵守している。また、交差適合試験の際の患者検体は血液型の検査時の検体とは別に採血した検体を用いて、同時に血液型検査も実施する。

輸血をした患者氏名、住所、血液製剤名、製剤ロット番号、使用年月日を、診療録とは別に 20 年間保管して、患者の輸血歴を検索可能としなければならない。

自己血貯血の際には、専用の自己血ラベルに患者氏名、生年月日、ID 番号などを記入している。また、返血時に誤認防止のための確認試験（交差適合試験や血液型確認）を実施している。

❷ 交差試験済みの血液製剤は、適合票等で患者の氏名を表示し、保冷庫内では患者毎に別のトレイで保管している。

血液製剤の払い出し時に、伝票の患者氏名と血液型、血液製剤の患者氏名と血液型を確実に照合している。意識清明な患者であれば、氏名と血液型の呼称確認等、誤認防止対策を実施している。

輸血直前に、ベッドサイドで照合システム等を利用して輸血予定患者本人であることを確認できれば高く評価する。

払い受け者や投与者がわかるように記録している。

4.4.3　投与中の観察

●**評価の視点**

投与中の観察事項、時期を定め、記録している。

●**評価の要素**

❶ 観察事項、時期を明確にしている。

❷ 観察事項、時期を記録している。

●**解　説**

❶ 安全な輸血には、投与前の患者観察や確認が重要であり、医師または看護師が実施する。輸血前に、患者の一般状態を観察し、体温、血圧、脈拍、経皮的動脈血酸素飽和度（SpO_2）を測定している。患者に副作用症状について伝え、該当する症状が出た際は直ちに知らせるよう説明している。投与前に、血液製剤の外観に変色、破損、凝集等の異常がないことを確認している。開始直後の滴下数を決めている。開始5分後までは患者のそばを離れず観察し、15分後、終了時には再度観察している。副作用発生時の対応を決めて、マニュアルや手順書に明文化している。

❷ 開始時間と投与前、5分後、15分後、投与終了時のそれぞれの観察事項、患者の状態、副作用の有無を診療記録に記録している。

安全管理上、特に配慮を必要とするケア

5.1 深部静脈血栓症

5.1.1 深部静脈血栓症のリスク評価と予防策

● **評価の視点**

深部静脈血栓症をリスク評価し、その結果に応じて対応している。

● **評価の要素**

❶ 深部静脈血栓症のリスクを評価し、記録している。

❷ リスク評価に基づき対策の適応基準を明確にしている。

❸ 対策を実施している。

❹ 実施状況を監視し記録している。

● **解　説**

❶ 深部静脈血栓症のリスク評価の規定・手順を明文化している。リスク評価では、歩行障害、静脈還流障害・循環障害に関連する基礎疾患、重症管理・術後管理の絶対安静等の現病歴、下肢手術・腹部手術等の既往歴といった複数の危険因子と、肥満、高齢、VTE（venous thrombosis：静脈血栓塞栓症）の既往等、付加的危険因子を考慮することが一般的である。必要に応じて、Dダイマー検査、下肢静脈超音波検査・造影CT・MRI検査・下肢静脈造影等を行う。手術患者のリスクレベルと手術術式により総合的リスクを評価する。その情報を記録し、関係者で共有する必要がある。

❷ リスクの程度による推奨予防法を定めている。低リスクでは早期離床と積極的運動、中リスクではそれに弾性ストッキングまたはIPC（Intermittent Pneumatic Compression：間欠的空気圧迫法）、高リスクでは早期離床、積極的運動にIPCまたは抗凝固療法、最高リスクでは早期離床、積極的運動にIPCと抗凝固療法併用、または抗凝固療法と弾性ストッキング併用が用いられる。職員が手順を実施できる環境を整備・周知している。

❸ リスク評価に基づき、対策を実施している。

❹ 手術中の深部静脈血栓症防止対策の実施状況を監視し、医師、看護師等が診療記録等に記載している。

5.2 経管栄養

5.2.1 経管栄養チューブの位置確認

● 評価の視点

チューブの位置確認の方法を明確にしている。

● 評価の要素

❶ チューブ先端の確認方法*としてレントゲン撮影、胃内容物の吸引、試験紙等を規定している。

❷ チューブ先端位置を確認したか記録している。

　＊胃内注入音だけでは不十分である。

❸ チューブ挿入中は定期的にチューブの位置を確認している。

● 解　説

❶ 気管への誤挿入防止のため、経管栄養挿入チューブの留置位置を確認する手順を明文化している。胃内注入音という気泡音だけではチューブ位置を正確に確認できない。胸部レントゲン撮影、胃内容物吸引、胃内容物 pH 試験紙判定（5.5 以下）、呼気 CO_2 検出器判定（CO_2 検出でインジケータが変色）等の方法を採用していることが必要である。リトマス試験紙では正確な pH を測定できないので pH 試験紙の使用を推奨する。

❷ チューブの先端位置や栄養剤注入前の挿入長を確認したことを診療記録等に記載している。記載を定期的に点検し、遵守状況を把握している。

❸ 最初は正確に胃内に留置していても、チューブが抜けかけていることに気づかず、栄養剤を注入し気管に流れ込み肺炎を起こす危険もあるので、チューブの蛇行の有無、口腔内確認、胃内容物の吸引、注入前にチューブのマーキング位置を確認する等の手順が必要である。新人、中途採用者、異動者にも手順を周知・教育している。

5.3　身体拘束

5.3.1　身体拘束の開始・中止基準の明確化

拘束を最小化する観点から、拘束開始・中止の基準を明確にしている。

❶ 身体拘束開始と中止の基準を明確に定めている。
❷ 身体拘束の必要性について勤務交代（シフト）毎、あるいは、状態の変化に応じて検討している。

❶ 切迫性、非代替性、一時性の3原則に基づき、医師の判断に基づいた身体拘束開始と中止の基準を明確にしている。患者の人権への配慮と必要時に適切かつ最低限の身体拘束の実施を基本としている必要がある。医師が拘束を説明し、患者・家族の同意を得て、開始基準を満たした場合に、看護師の判断で拘束を開始し、医師に報告する。開始の事由がなくなった際には、看護師の判断で中止、医師への報告を行う。開始・中止の判断は必ずしも、都度、医師が行う必要はない。
身体拘束が長期に及び、あるいは頻回に身体拘束が必要な場合には、定期的な多職種検討会による早期解除の取組みを実施している。
❷ 身体拘束継続の必要性を看護師の勤務交代ごとに判断し、診療記録に記載している。

5.3.2　身体拘束中の安全確保

● 評価の視点

身体拘束中の観察頻度、観察項目を明確にし、実際に記録している。

● 評価の要素

❶ 身体拘束中の観察項目・観察頻度を明確にしている。

❷ 身体拘束中の観察内容を記録している。

● 解　説

❶ 身体拘束の定義を統一し、身体拘束中の観察項目・頻度を定めている。新人、中途採用者、異動者にも基準を周知・教育している。

❷ 観察項目・頻度に基づき、拘束部位の皮膚所見、体動、関節可動域、精神状態、バイタルサイン等を計画的に観察・記録し、拘束継続、中止等を総合的に判断している。診療記録を監査して、遵守状況を把握していることを評価する。

5.4 転倒・転落

5.4.1 転倒・転落のリスク評価と予防策

● 評価の視点

転倒・転落リスクを評価し、その結果に応じて対応している。

● 評価の要素

❶ 転倒・転落リスクを評価し、記録している（入院時、病状変化など入院後も必要に応じて）。
❷ 転倒・転落リスクに応じた予防策を講じている。
❸ 転倒・転落の対応手順を明確にしている。
❹ 監視モニターなどの対策に個人情報保護の観点を加味している。

● 解　説

❶ 具体的な予防策立案に結びつく転倒・転落リスク評価表を院内で作成し、標準化・明文化している。入院時、全患者に転倒・転落リスクを評価し、入院日数、病状変化等に合わせて再評価している。ベッド四点柵使用などに伴うリスクを評価している。評価を診療記録等に記載し、医師・看護師等多職種で情報共有している。リスク評価結果は、診療計画、看護計画等に反映されるとともに、転倒・転落予防策に結びつけている。評価結果を患者・家族とも共有している。
新人、中途採用者、異動者にも基準を周知・教育している。
❷ 転倒・転落リスクに応じて、離床センサー、監視カメラ、ナースコールとの連動、病室の変更、ベッドの高さの調節等、転倒・転落防止策の使用基準・手順を明確にしており、実施している。評価、予防策の遵守状況を監視する仕組みを構築している。
❸ 転倒・転落後の連絡体制、リスクに応じた画像検査の実施、観察事項・間隔などの対応手順を決めている。
❹ 監視モニターを用いる際には、必要性について本人・家族に説明し、同意書を得ていることが必要である。

6 職員の安全確保

6.1 職員の安全確保

6.1.1 針刺し

● 評価の視点

針刺し事故時の対応を明確にしている。

● 評価の要素

❶ 針刺し防止努力をしている（手順、機材の整備、研修等）。
❷ 針刺し時の対応手順（抗原・抗体検査・ワクチン接種等）を明確にしている。
❸ 手順を職員に周知し、教育している。
❹ 報告経路を明確にしている（昼間・夜間・平日・休日）。
❺ 労災手続きを支援している。

● 解　説

❶ 採血・注射前の感染患者の把握、手袋の着用、注射針のリキャップの禁止等を手順として明文化している。血液の分注時の針刺しを予防するため、真空採血管を採用している。注射針専用の廃棄容器を使用している。同廃棄容器を採血・注射する現場に持参または設置している。針刺し事故の予防手順について、医師、看護師、臨床検査技師に対し適切な研修を実施している（対象者、時期、内容について評価する）。
❷ 針刺し事故直後の傷口の流水洗浄、消毒を手順として明文化している。B型肝炎ウイルス（HBV）、C型肝炎ウイルス（HCV）、ヒト免疫不全ウイルス（HIV）について、各々針刺し事故後の抗原・抗体検査、ヒト免疫グロブリンやワクチン、抗HIV薬の投与等の手順を明文化している。針刺し事故から半年後まで経過観察の検査を実施している。
❸ 針刺し事故の予防および事故後の対応手順を、新人研修・中途採用者研修・その他研修会において周知・教育している。
❹ 針刺し事故発生時の報告経路を、業務フロー図等を用いて明文化し、日中、夜間、平日、休日のいずれにおいても遅滞なく報告する仕組みを構築している。
❺ 針刺し事故発生後、職員の労災申請を支援している。実績についても確認する。感染は針刺し事故の結果であり、労災は針刺し事故の時点で生じていることに注意する。

6.1.2 特定化学物質（ホルムアルデヒド等の曝露）

特定化学物質使用場所では適切な作業環境を確保している。

● 評価の要素

❶ 特定化学物質使用部署を作業環境測定している。

❷ 強制換気、フェイスシールド等の防護具等、曝露を最小化する工夫をしている。

● 解　説

❶ 病院内で使用する代表的な特定化学物質として、病理学的検査や病理解剖の際に用いるホルムアルデヒド（ホルマリン、第 2 類物質）がある。病理検査室等、常態的に特定化学物質を使用する部署では、定期的な環境測定（6 カ月以内毎）と作業者の健康診断（6 カ月以内毎）を実施しなければならない。なお、内視鏡室や手術室等、あらかじめ希釈したホルムアルデヒドのみを短時間用いる場合は対象とならない。

❷ 作業者の特定化学物質への曝露を最小化するため、ホルムアルデヒド等の特定化学物質の作製、分注、組織・臓器の固定を行う作業場所、設備、人員を病理検査部門等に集約することが望ましい。作業は可能な限り、局所排気装置を設置した場所で行う。内視鏡室や手術室など、局所排気装置を設置できない場所で特定化学物質を扱う場合でも、全体換気装置の設置やその他の健康被害防止措置を講じる必要がある。休憩室は特定化学物質を使用する作業場外に設置することを義務づけている。作業場での喫煙や飲食を禁止している。特定化学物質を扱う作業者は肌の露出を避け、個人用保護具を着用している。曝露量の多い部署では、適切な呼吸用保護具（防毒マスク等）、保護手袋（化学手袋等）、眼の保護具（ゴーグル等）、顔面保護具（フェイスシールド等）、耐化学薬品性の衣服を着用している。

6.1.3　抗がん剤の取り扱い

● 評価の視点

　抗がん剤は安全な環境（安全キャビネット、閉鎖式システム等）で調剤・準備している。

● 評価の要素

❶ 安全キャビネット、閉鎖式システム、フェイスシールド等の防護具を用い、職員の曝露を回避する環境を整備している。

❷ 汚染時の処理方法を明確にしている。

● 解　説

❶ 抗がん剤の混合、調整、液体の注入は、安全キャビネットまたはアイソレーター内で行うことが望ましい。安全キャビネット、アイソレーターが利用できない場合に閉鎖式システムを用いることがあるが、完全な代用にはならないことに留意する。抗がん剤を調整する職員は手袋、マスク、ガウン、保護メガネ等の防護具を着用する。手袋は二重に着用し、30分から1時間毎に交換する。安全キャビネットを用いずに、抗がん剤を調整する場合はN95マスクを着用する。

❷ 抗がん剤がこぼれた場合の対処方法を明文化している。こぼれた抗がん剤を処理する者は、適切な保護具を着用する必要がある。

6.1.4 院内暴力の防止と対応

● 評価の視点
院内暴力を防止する対策を検討し、実施している。

● 評価の要素
❶ 保安体制を整備している。
❷ 対応マニュアルを整備している。
❸ 被害者相談窓口を設置している。
❹ 職員を教育し、周知している。

● 解　説
❶ ID カード等による出入り口の認証、監視カメラ設置、緊急応援呼び出しの仕組みを構築し、保安体制を整備している。
❷ 院内暴力を防止あるいは発生時の対応マニュアルを整備している。
時間外・夜間であっても、緊急コール等で応援を呼び、複数の職員で対応するように努力する。器物損壊、危険物所持、暴言・暴力をふるう等の場合には、警察に通報すると警告し、警察に通報する。
❸ 院内暴力が発生した場合には、被害者のプライバシーを護り、相談を受ける窓口を設置している。
❹ 院内暴力の防止、発生時の対応に関して、定期的に職員を教育し、周知している。

7 施設内環境

7.1 安全に配慮した施設内環境

7.1.1 トイレ・浴室等の緊急時の呼び出し

● 評価の視点

トイレ・浴室等に緊急呼び出しブザーを設置し、対応手順を整備している。

● 評価の要素

❶ トイレ・浴室等に緊急呼び出しブザーを適切な位置に設置している。

❷ トイレ・浴室等への閉じ込め防止策を策定している。

❸ 援助が必要な患者のトイレ・入浴中の緊急対応策を策定している。

● 解　説

❶ トイレ・浴室等、職員の目が届かない場所で、患者が一人になる可能性のある場所に、緊急呼出装置（ブザーやチャイム、ナースコール）を設置している。トイレの場合、トイレの共用部分だけでなく、すべての個室内に緊急呼出装置を設置している。浴室の場合、脱衣所だけでなく、洗い場にも緊急呼出装置を設置している。床に横たわった状態で手が届く位置に緊急呼出装置を設置している。

❷ トイレ・浴室等を外部から解錠できる構造にしている。解錠する手順を明文化し、職員に周知している。あるいは、トイレ個室の扉の下部に空間を設け、緊急時に内部に潜り込めるようにしている。

❸ 緊急呼出装置が使用された場合の対応手順を整備している。緊急呼出に対応する部署や職員を定めている。緊急呼出音が聞こえる位置に常時職員がいる。電池式のブザーやチャイムを使用している場合、定期的な動作確認や電池交換を手順として明文化している。

7.1.2　自殺の予防

自殺の予防対策を講じている。

● 評価の要素
❶ 病室の窓を簡単に開けられないよう工夫している。
❷ 入院時の刃物の持ち込みについて規定を定めている。
❸ 希死念慮の有無を把握し、基準・手順に沿って対応している。

● 解　説
❶ 転落や自傷行為を予防するため、病室や廊下の窓にストッパーを設置する等、窓を簡単には開けられない、あるいは、一定の幅しか開かないようにしている。
❷ 入院時の刃物、危険物の持ち込みについて具体的に規定している。
❸ 希死念慮の有無を把握し、基準・手順に沿って対応している。

7.1.3 無断離院防止

● 評価の視点

無断離院を防止する工夫をし、発生時の対応手順を整備している。

● 評価の要素

❶ 無断離院のリスクを評価している。

❷ リスク評価に応じて対応している。

❸ 発生時の対応手順を作成している。

❹ 患者の所在確認の手順を作成し、実施を記録している。

● 解　説

❶ 見当識障害、認知症、アルコール中毒、薬物中毒、自殺企図、ペットの世話、外泊・退院の願望等、患者が無断離院する可能性を評価し、その情報を職員間で共有している。患者の無断離院のリスクを評価することを基準・手順等に定めている。

❷ 無断離院する可能性のある患者に対し、頻回な所在確認や離床センサーの設置、移動時の付き添い、警備室への情報提供、顔認証等、患者の状況に応じて対応している。

❸ 患者が無断離院した場合の院内の報告先を明確にしている。院内および院外の患者の捜索方法を明文化している。院外で捜索すべき場所を決めている（鉄道の駅、バス停、タクシー乗り場、コンビニエンスストア等）。出入口の防犯カメラの確認や患者の家族や自宅への連絡、警察署への通報の手順を明文化している。

❹ 頻回な所在確認（訪室）を実施する場合は、その頻度を決め、診療記録に記載している。無断離院が発生した場合は、患者の不在に気づいた時間と家族や自宅に連絡した時間、警察に通報した時間、発見した時間等を診療記録に記載している。

7.1.4 転倒・転落の予防の施設的配慮

病棟等、転倒・転落予防の観点から点検、整備している。

❶ 転倒・転落予防の施設的配慮をしている。
❷ 定期的な巡回・点検・整備を実施している。

❶ 手すりを整備している。床面に段差や斜面がある場合、注意喚起する工夫をしている。階段や斜面が滑りやすい素材である場合、滑りにくくする工夫をしている。床頭台やオーバーテーブル等は容易に倒れないものを用い、ストッパーをかけている。夜間照明に配慮している。外来患者が使用できる車椅子を用意している。雨天時の床面の濡れを防ぐため、建物の出入り口のマットレスを敷くなどの対応をしている。雨天時は病院の入り口に職員が立つか、注意書きを立てる等して、患者の濡れた傘に傘袋をつけることを徹底している。

❷ 手すりの破損の有無等を定期的に点検している。段差や斜面の注意喚起のための表示が劣化あるいは破損していないことを定期的に確認している。床頭台やオーバーテーブルにストッパーがかかっていることを定期的に確認している。雨天時に院内を巡回し、濡れた床面を発見したら拭き取っている。洗面所やトイレの床面の濡れの有無を定期的に確認している。

8 感染管理 （感染対策向上加算を算定していない場合）

8.1　標準予防策

8.1.1　標準予防策の遵守

● 評価の視点

標準予防策（standard precaution）を遵守している。

● 評価の要素

❶ 標準予防策を整備している。

❷ 標準予防策を全職員に周知している。

❸ 標準予防策通りに運用していることを点検している。

❹ ガウン、手袋、マスク、キャップ、エプロン、フェイスシールド、ゴーグル等の PPE（Personal Protective Equipment：個人用防護具）を整備している。

● 解　説

❶ 感染防止対策マニュアルに感染予防対策、特に標準予防策の具体的な内容を明記し、標準予防策を実施できる環境を整備している。看護ステーション出入口、病室に流水と石鹸で手洗いできる洗面台を設置し、看護ステーション、注射薬調製台、病室入口、回診車等に擦式手指消毒剤を整備し、必要なタイミングで使用できる。マスク・グローブ等の個人防護具も病棟内、必要時に使用できる場所に配置している。

❷ 標準予防策の目的、内容、具体的な対策を新人オリエンテーション、全職員対象の研修会などで説明し、周知している。

❸ 感染対策委員、リンクナースが病棟内だけでなく、院内各部署を標準予防策通りに感染予防対策を運用していることを点検している。改善すべき点を指摘し、現場にフィードバックし、改善状況も確認する。

❹ ガウン、手袋、マスク、キャップ、エプロン、フェイスシールド、ゴーグル等の PPE を病棟内、必要時に使用できる場所に整備し、定期的に配置状況を点検している。マニュアルに PPE を使用する業務、処置、着脱順番を明記している。

8.2　抗菌薬の使用

8.2.1　抗菌薬の適正使用

● 評価の視点

抗菌薬の使用方針を定め、遵守している。

● 評価の要素

❶ 抗菌薬の使用方針を策定している。
❷ 抗菌薬の使用状況を確認する仕組みを構築している。
❸ 抗菌薬の適正使用を促す仕組みを構築している（長期間投与の是正、届け出等）。

● 解　説

❶ 抗菌薬治療の、有害事象発生防止と耐性菌出現防止を目的とした抗菌薬適正使用の基本的な院内使用指針・院内規定を作成し、明文化している。院内抗菌薬使用指針は、各学会ガイドライン改訂や院内採用薬変更等の際に、見直し更新する必要がある。
❷ 抗菌薬の選択、使用量、使用期間等の使用状況を把握し、AUD（Antimicrobial Use Density）を算出して、結果をフィードバックする仕組みを構築している。
❸ 抗菌薬長期使用の院内監視の仕組みを構築している。さらに、院内で定めた特定抗菌薬（カルバペネム系・第4世代セフェム系・抗MRSA薬等）に関しては、使用届出制・許可制などの仕組みを構築している。バンコマイシン、テイコプラニン、アミノグリコシド系薬、ボリコナゾール等を使用する際は、TDM（治療薬物モニタリング）による解析をもとに、最適な薬用量、投与方法を設定している。抗菌薬適正使用支援チーム（AST；Antimicrobial Stewardship Team）が活動していることが望ましい。

8.2.2　院内における分離菌感受性パターンの把握

● 評価の視点

院内で検出した菌種、感受性を集計し、その結果に基づき抗菌薬の選択を修正している。

● 評価の要素

❶ 院内の菌種、感受性を把握している。

❷ 抗菌薬使用に反映する仕組みを構築している。

● 解　説

❶ 外来・入院患者の細菌培養検査結果から検出菌と薬剤感受性結果を材料別に集計している。定期的に、アンチバイオグラム*を作成している。その結果を感染対策委員会や院内感染予防対策研修会、院内お知らせ等で職員に周知している。

❷ 医師・薬剤師等は、抗菌薬開始時や効果不十分で抗菌薬変更時に、電子カルテ等でアンチバイオグラムを参照できる。また、抗菌薬の選択や投与量、投与期間等の使用状況に関して、必要があれば、感染対策専門医（ICD：Infection Control Doctor）、または、感染制御チーム（ICT：Infection Control Team）、抗菌薬適正使用支援チーム（AST：Antimicrobial Stewardship Team）等に相談できる体制を構築している。

採用薬変更・追加に応じて、細菌培養検査の感受性薬剤を変更することを評価する。

＊院内で検出した各細菌の抗菌薬の感受性率を集積し、そのデータを表にしたもの。

8.2.3 感染症発生状況の把握

● **評価の視点**

感染症サーベイランス（調査監視）を実施している。

● **評価の要素**

❶ 感染症サーベイランスを実施している。

❷ リスク別（呼吸器使用、CV カーテル留置、膀胱留置カテーテル等）の感染症発生頻度を把握している。

❸ JANIS（厚生労働省院内感染対策サーベイランス）等、地域や全国のサーベイランスに参加している。

● **解　説**

❶ 感染症発生を監視する部門、委員会、部署、担当者を決めており、感染症発生を早期に把握し、迅速に対応できる体制を整備している。MRSA(メチシリン耐性黄色ブドウ球菌)、MDRP（多剤耐性緑膿菌）、CRE（カルバペネム耐性腸内細菌科細菌）等の院内耐性菌検出状況の把握は必須であり、保菌であるか、感染症であるかを判定し、アウトブレイク*を疑う場合は、感染対策委員会を緊急召集して初期対応、対策を実施している。

＊ アウトブレイク：一定期間内 (time)，特定の地域 (place)，特定の集団 (person) で予想されるより多く感染症が発生すること。

❷ 特定の医療器具、処置、特定の身体部位に発生する感染症を対象としたサーベイランスを実施している。病院機能に応じ、リスク別（呼吸器使用、CV カーテル留置、膀胱留置カテーテル等）の感染症発生頻度を把握している（デバイス・サーベイランス）。

❸ JANIS には、検査部門、全入院患者部門、手術部位感染（SSI）部門、集中治療室（ICU）部門、新生児集中治療室（NICU）があり、病院機能に応じ、必要な部門に参加している。その他感染対策共通プラットフォーム（JSIPH）等、地域や全国のサーベイランスに参加し、感染症データを集計するために感染症を判定する仕組みを構築している。データを提出するだけでなく、還元情報を分析し、問題点を院内の感染防止対策に活用する必要がある。

8.2.4　起因菌・感染部位の特定

● 評価の視点

抗菌薬療法開始時に起因菌・感染部位を特定する努力をしている。

● 評価の要素

❶ 起因菌・感染部位を特定する仕組みを構築している。

❷ 特定後は、その結果を治療内容に反映している。

● 解　説

❶ 抗菌薬の適正使用に関する院内指針に、抗菌薬開始前の培養提出を明記している。適切な血液培養検体採取方法を教育し、血液培養は2セット採取を推奨している。院内の血液培養2セット採取率を監視する仕組みを構築している。グラム染色を院内で実施し、その情報を迅速に医療者で共有できることが望ましい。

❷ 抗菌薬開始にあたり起因菌・感染部位不明で広域スペクトラム抗菌薬を選択した場合でも、培養結果に基づき抗菌薬の狭域化および中止等を積極的に検討（de-escalation）する必要がある。血液培養陽性結果を検査部門から速やかに医師に報告し、診療記録に記載する体制を整備している。起因菌・感染部位特定後、感染対策チームや病棟薬剤師が最適な薬剤への変更状況を監視し、必要に応じてde-escalationを推奨する体制を整備している。

8.3 感染制御

8.3.1 滅菌後の確認

● 評価の視点

滅菌を確実に実施していることを確認し、不具合回収（リコール）の仕組みを構築している。

● 評価の要素

❶ 滅菌の質を確認している。
❷ 使用前に滅菌の有効期限内であることを確認している。
❸ 使用前にパッケージの破損の有無を確認している。
❹ 不具合回収（リコール）の対象・範囲を明確にしている。

● 解　説

❶ 使用済み器材の一次洗浄・消毒を病棟ごとでなく中央化していることが望ましい。ウオッシャーディスインフェクター等、必要機器・設備を導入している。高温高圧蒸気滅菌装置を導入し、ボウィ・ディックテストにより性能評価している。物理的・化学的・生物学的インジケータ（バイオロジカルインジケータ：BI）による滅菌精度を確認し、滅菌の質を保証している。関与する部門、委員会、部署、担当者を決めており、滅菌の質保証に関する維持管理体制を構築している。滅菌器・洗浄装置の設置時の検証、年1回の定期点検・付属機器の較正、日常管理の体系的実践が望まれる。器材の返却、洗浄、組み立て、滅菌、保管業務で清潔と不潔領域を交差させず、洗浄領域を分離している。既滅菌物の保守・管理を適切に実施している。

❷ 使用前に滅菌の有効期限を確認している。滅菌包装の外面等に滅菌年月日、滅菌方法、滅菌ロット番号、使用滅菌器、作業者等を識別表示することが望ましい。

❸ 保管あるいは搬送中に、パッケージが破損する可能性があるので、使用前に破損の有無を確認している。

❹ 滅菌不良を疑った時に速やかに滅菌物・ロットを回収する仕組みを構築している。回収の対象・範囲、該当滅菌器の使用停止、供給先の医師・看護師等への連絡、滅菌不良機材を使用した患者の経過観察・対処法等を検討・明文化・保管している。これらの規定・手順の策定には、院内の感染対策委員会の協力を得ている。回収の決定を滅菌供給部門責任者等が判断している。滅菌不良の滅菌物をすでに使用した場合、感染対策担当者、医師等に連絡し、迅速対応する仕組みを構築している。滅菌過程の不具合を検知した場合、BIが最後に陰性を示した滅菌工程以降の滅菌工程で処理した滅菌物はすべて未滅菌と判断し、回収の対象とする必要がある。

8.3.2　血液・体液の付着したリネン・寝具

● 評価の視点

血液・体液の付着したリネン・寝具類を二次感染防止の観点から適切に取り扱っている。

● 評価の要素

❶ 血液・体液の付着したリネン・寝具類の取り扱い方法を定めている。

❷ 取り扱い方法を職員に周知している。

❸ 定期的に巡視している。

● 解　説

❶ 職員、患者等が直接触れて交差感染することを防ぐため、感染症患者が使用したリネン・寝具類、血液・体液が付いたリネン・寝具類を速やかにビニール袋等への密封、外部搬出、一時保管の手順を定めている。病棟内の一時保管では患者等が接触しない配慮をしている。リネン庫で清潔・不潔を区別している。リネン・寝具等の交換・消毒を規定している。

❷ 感染性廃棄物の取り扱い方法を感染対策委員会が中心に定め、文書化し、職員に周知し、遵守させている。一時保管する場合、施設内で滅菌、溶融、焼却等をする際に、職員等は感染防護具を適切に装着している。手順・規程の遵守状況を監視する仕組みを構築している。

❸ 感染対策委員会等を中心に定期的に感染性廃棄物の処理状況を巡視し、記録している。

8.3.3　感染性廃棄物の処理

● 評価の視点

感染性廃棄物の病棟内での取り扱い・保管が適切である。

● 評価の要素

❶ 感染性廃棄物の病棟内での取り扱い・保管の基準を作成している。

❷ 基準に沿って分別・分類している。

● 解　説

❶ 感染性廃棄物は発生時点で他の廃棄物と分別して排出する必要があるので、密閉でき、収納しやすく、損傷しにくい容器に保管している。液状・泥状、固形状、鋭利なものに分別し、対応保管容器に分別している。感染性廃棄物を識別できるようにバイオハザードマークを保管容器に付けている。保管を極力短期間とし、関係者以外接触できないように配慮し、他の廃棄物と区別して保管し、取り扱い注意事項を明確にしている。感染症毎の紙オムツの取り扱い、輸液点滴セット、透析回路の破棄についてもルールを定めている。新人、中途採用者、異動者にも基準を周知・教育している。職員だけではなく委託業者にも感染性廃棄物管理規定を周知し、定期的な職員研修を実施している。

❷ 上記を規定通りに実施している。

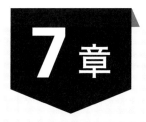

7章

施設概要票

※この章はダウンロードできます。

施設概要票

医療安全管理体制相互評価　施設概要票

病院名：

設立主体：01 個人　02 医療法人　03 公益法人　04 公的　05 国公立・独法　06 学校法人
　　　　　07 その他（　　　　　　　　　　　　　　　　　）

＜基本情報＞

1. 病床数　（稼働病床数について直近の数値をご回答ください。）
　　　01　一般病床　　　　（　　　）床　02　療養病床（医療保険・介護保険含む）（　　　）床
　　　03　精神病床　　　　（　　　）床　04　結核病床　（　　　）床
　　　05　感染症病床　　　（　　　）床　06　総病床数　合計　（　　　）床

2. 病床稼働率　　（　　　）％

3. 平均在院日数*　（　　　）日
　　　＊ケアミックス病院（一般病床と療養病床を有する病院）は、一般病床の平均在院日数を記入ください。

4. 施設機能としてもっとも当てはまるものを1つ選んでください。
　　　□01　特定機能病院　□02　地域医療支援病院　□03　一般病院（一般病床を主体とする病院）
　　　□04　ケアミックス病院　□05　長期療養型の病院（療養病床を主体とする病院）
　　　□06　精神科病院（精神病床を主体とする病院）　□07　リハビリテーション病院
　　　□08　単科専門病院（特定の疾患または診療科に特化した病院）（具体的に：　　　　　　　　）
　　　□09　その他（　　　　　　　　　　　　　）

5. 日本医療機能評価機構による病院機能評価の認定
　　　□01　認定を受けている　□02　認定を受けていない
　　　□03　過去に受けたが、現在は受けていない

6. 救急医療体制への参加状況　（当てはまるもの全て選択）
　　　□01　救命救急センター　□02　救急告示病院　□03　輪番制へ参加
　　　□04　いずれにも参加していない

7. 職員数（常勤換算）　（直近の数値をご回答ください。）
　　　01　医師（研修医を除く）（　　　）人　08　診療放射線技師（　　　）人
　　　02　研修医　　　　　　　（　　　）人　09　理学療法士　　　（　　　）人
　　　03　看護師　　　　　　　（　　　）人　10　作業療法士　　　（　　　）人
　　　04　准看護師　　　　　　（　　　）人　11　臨床工学技士　　（　　　）人
　　　05　保健師・助産師　　　（　　　）人　12　診療情報管理士　（　　　）人
　　　06　薬剤師　　　　　　　（　　　）人　13　その他　　　　　（　　　）人
　　　07　臨床検査技師　　　　（　　　）人　14　総職員数　合計　（　　　）人

8. 患者数（昨年もしくは昨年度の数値をご回答ください。）
　　　01　退院患者数　（　　　）人/年　　　02　うち死亡退院患者数　（　　　）人/年
　　　03　外来患者数　（　　　）人/年

9. 卒前・卒後教育の状況　（当てはまるもの全て選択）
　　臨床研修指定病院　□01　基幹型臨床研修病院である　　　□02　協力型臨床研修病院である
　　　　　　　　　　　□03　研修協力施設である　　　　　　□04　臨床研修指定病院ではない
　　学会指定研修施設　□05　5学会以上の指定を受けている
　　　　　　　　　　　□06　1〜4学会の指定を受けている
　　　　　　　　　　　□07　学会指定の研修施設ではない

10. 病院情報システムの導入状況
　　　□01　電子カルテ（診療記録と指示の電子化）を導入している
　　　□02　オーダーエントリーシステム（指示の電子化）を導入している
　　　□03　バーコード認証システム（照合の電子化）を導入している
　　　□04　インシデント報告システム（インシデントレポートの電子化）を導入している
　　　□05　上記はいずれも導入していない
　　　□06　その他（具体的に：　　　　　　　　　　　　　　　　　　　　　　　　　　　　）

＜医療安全管理の体制・加算＞

11. 医療安全対策加算等
　　　□01　医療安全対策加算1　（85点）　　　　□02　医療安全対策加算2　（35点）
　　　□03　報告書管理体制加算　（7点）

12. 安全管理者の配置状況

医療安全管理者

	氏　名	職種	役職・職位	専従・専任
01				□ 01　専従　□ 02　専任
02				□ 01　専従　□ 02　専任
03				□ 01　専従　□ 02　専任
04				□ 01　専従　□ 02　専任
05				□ 01　専従　□ 02　専任
06				□ 01　専従　□ 02　専任
07				□ 01　専従　□ 02　専任
08				□ 01　専従　□ 02　専任
09				□ 01　専従　□ 02　専任
10				□ 01　専従　□ 02　専任

医薬品安全管理責任者

	氏　名	職種	役職・職位
01			

医療機器安全管理責任者

	氏　名	職種	役職・職位
01			

医療放射線安全管理責任者

	氏　名	職種	役職・職位
01			

13. 医療安全管理の担当者が、院内で発生した医療事故やヒヤリ・ハットを把握するために、どのような方法を用いていますか。（当てはまるもの全て選択）
　　　□ 01　医療事故やヒヤリ・ハットの報告書
　　　□ 02　院内の全死亡症例の精査
　　　□ 03　患者・家族の相談・苦情
　　　□ 04　合併症や偶発症の報告（一定の基準に合致する合併症・偶発症を報告）
　　　□ 05　医療事故の把握のためのチャートレビュー（一部の診療記録を抜き出して精査）
　　　□ 06　Grobal Trigger Tool（米国 IHI の定めた条件に合致する診療記録のみを精査）
　　　□ 07　オカレンスレビュー（自院で独自に定めた条件に合致する症例を精査）
　　　□ 08　症例検討会の結果
　　　□ 09　Ｍ＆Ｍカンファレンスの結果（死亡症例や合併症症例の検討会）
　　　□ 10　その他（　　　　　　　　　　　　　　　　　　　　　）

14. 医療安全管理を目的とした院内報告の件数は、年間（昨年もしくは昨年度）およそ何件ですか。
　　（1 事例に対し複数の報告がある場合は、延べ報告件数を回答してください。）
　　　01　医療事故　　　　　レベル 3a（簡単な治療・処置を要した）以上＊　年間（　　　　）件
　　　02　ヒヤリ・ハット　　レベル 2（治療や処置は行わなかった）以下＊　年間（　　　　）件
　　　　　　　　　　　　　　　　　　　　　　　　＊国立大学医療安全管理協議会による分類

15. 院内報告の内容別の内訳　（昨年もしくは昨年度の数値をご回答ください。）
　　薬剤関連　　　　　　　年間（　　　）件　　輸血関連　　　　　　　年間（　　　）件
　　治療・処置関連　　　　年間（　　　）件　　医療機器等関連　　　　年間（　　　）件
　　ドレーン・チューブ関連　年間（　　　）件　　検査関連　　　　　　　年間（　　　）件
　　療養上の世話関連　　　年間（　　　）件　　その他　　　　　　　　年間（　　　）件

16. 報告事例（医療事故やヒヤリ・ハット）の分析にどの手法を用いていますか。（当てはまるもの全て選択）
　　□ 01　特定の手法は用いていない　□ 02　RCA　□ 03　SHELL/PmSHELL
　　□ 04　4M4E　□ 05　ImSAFER　□ 06　Medical SAFER　□ 07　その他（　　　　　　　　）
17. RCA や ImSAFER、PmSHELL モデル等の手法を用いて分析した件数は、年間（昨年もしくは昨年度）およそ何件ですか。（類似事例をまとめて分析している場合には、まとめて 1 件とします。）
　　01　医療事故　年間（　　　）件　　　　　02　ヒヤリ・ハット　年間（　　　）件
18. 医療安全管理に関する全職員を対象とした研修　（昨年もしくは昨年度の研修についてご回答ください。特定の職種や部門のみを対象にした研修は含みません。）

	開催日・期間	研修会の内容	参加職員数（参加率）
01			人　（　　%）
02			人　（　　%）
03			人　（　　%）
04			人　（　　%）
05			人　（　　%）
06			人　（　　%）

19. 貴院で実施している医療の質向上を目的とした取組みを回答してください。（当てはまるもの全て選択）
　　□ 01　医療の質の向上を目的とした組織の設立（質向上委員会、QC サークル 等）
　　□ 02　医療の質と安全に関する臨床指標の定期的な測定
　　□ 03　患者満足度の定期的な測定
　　□ 04　職員満足度の定期的な測定
　　□ 05　マニュアルやルールの遵守状況のモニタリング
　　□ 06　マニュアルやルールの定期的な見直し
　　□ 07　マニュアルやルールの作成・改訂への医療安全管理部門の関与
　　□ 08　クリニカルパス（クリティカルパス）が適用される患者の割合の向上
　　□ 09　クリニカルパス（クリティカルパス）のバリアンスの分析（パスの逸脱症例の原因分析）
　　□ 10　業務フロー図の活用
　　□ 11　特性要因図の活用
　　□ 12　医療安全管理を目的とした多職種による定期的な職場巡視
　　□ 13　医療安全文化の定期的な測定
　　□ 14　医療安全管理活動に対する報奨制度（報告への賞の授与 等）
　　□ 15　患者情報の伝達方法の標準化（TeamSTEPPS、SBAR 等）
　　□ 16　病状の悪化や急変に迅速に対応するチームの設立（Rapid Response Team）
　　□ 17　医療機器・器材の統一・標準化
　　□ 18　病院機能評価の認定の取得
　　□ 19　ISO（International Organization for Standardization）の認証の取得
　　□ 20　JCI（Joint Commission International）の認定の取得
　　□ 21　その他（　　　　　　　　　　　　　　　　　　　　　　　　　　　　　　　）
20. 医療紛争発生時、患者と医療者の対話を促進する役割を担う者を配置していますか。
　　□ 01　配置している　　　　　□ 02　配置していない

＜医療事故への対応＞

21. 最近 3 年以内に、患者さんが死亡し、あるいは重篤な後遺障害を残すような医療事故を経験しましたか。*
   （＊国立大学医療安全管理協議会による分類でレベル 5 またはレベル 4b に該当する症例）
   　　　□ 01　はい　　　　　　　　　　□ 02　いいえ　→問 25 へ進む
   　　　　　　↓
   「はい」の場合、何件ですか。　　　　　死亡症例　　03 （　　　　）件
   　　　　　　↓　　　　　　　　　　　　重篤な後遺障害が残った症例　04 （　　　　）件
   院内医療事故調査委員会等により、原因究明し、報告書等にとりまとめたのは何件ですか。
   　　　　　　　　　　　　　　　　　　05 （　　　　）件

22. 原因究明はどのような組織で行いましたか。（当てはまるもの全て選択）
   　　　□ 01　医療安全の担当部署のみ
   　　　□ 02　医療安全委員会など常設の組織
   　　　□ 03　医療事故の原因究明を目的に臨時に設けられた委員会など（院内のメンバーのみで構成）
   　　　□ 04　医療事故の原因究明を目的に臨時に設けられた委員会など（院外のメンバーを含む）
   　　　□ 05　その他（具体的に：　　　　　　　　　　　　　　　　　　　）

23. 原因究明にあたって外部の専門家の支援を受けましたか。
   　　　□ 01　はい　　　　　　　　　　□ 02　いいえ　→問 25 へ進む
   　　　　　　↓

24. 問 23 で「はい」と回答した場合、それはどのような方ですか。（当てはまるもの全て選択）
   　　　□ 01　医療安全、事故究明の専門家
   　　　□ 02　医療事故に関連した医療分野（同一診療科 等）の専門家
   　　　□ 03　保険会社の医師
   　　　□ 04　医師会の医事紛争に関する委員会の委員
   　　　□ 05　法律家
   　　　□ 06　心理カウンセラー
   　　　□ 07　その他（具体的に：　　　　　　　　　　　　　　　　　　　）

＜医療事故調査制度＞

25. 医療事故調査・支援センターへの報告が必要な医療事故が発生した際の調査方法について定めた指針やマニュアルはありますか。
   　　　□ 01　ある　　　　　　　　　　□ 02　ない

26. 医療事故調査制度の開始後（2015 年 10 月以降）に、医療事故調査・支援センター（日本医療安全調査機構）へ医療事故の届け出をしましたか。
   　　　□ 01　はい（　件）　　　　□ 02　いいえ　→問 28 へ進む
   　　　　　　↓

27. 問 26 で「はい」と回答した場合、遺族への説明はどのように行いましたか。
   　　　□ 01　口頭の説明のみ　　　　　　　　□ 04　まだ調査が終了していない
   　　　□ 02　要約文書を渡した上で口頭で説明　□ 05　その他（　　　　　　　　　　　　　）
   　　　□ 03　事故報告書を渡した上で口頭で説明

＜院内感染管理＞

28. 薬剤耐性菌に関する院内感染対策サーベイランスの対象と発生件数
   　　　□ 01　メチシリン耐性・・ブドウ球菌（MRSA）感染症　　　（　　　）件/年
   　　　□ 02　バンコマイシン耐性腸球菌（VRE）感染症　　　　　（　　　）件/年
   　　　□ 03　ペニシリン耐性肺炎球菌（PRSP）感染症　　　　　（　　　）件/年
   　　　□ 04　多剤耐性緑膿菌（MDRP）感染症　　　　　　　　（　　　）件/年
   　　　□ 05　多剤耐性アシネトバクター属（MDRA）感染症　　（　　　）件/年
   　　　□ 06　カルバペネム耐性腸内細菌科細菌（CRE）感染症　（　　　）件/年

29. 医療関連感染の発生状況
   　　　01　手術部位感染　　　　　　　　　　　　　　　（　　　）件/年
   　　　02　人工呼吸器関連肺炎　　　　　　　　　　　　（　　　）件/年
   　　　03　尿路感染症　　　　　　　　　　　　　　　　（　　　）件/年
   　　　04　カテーテル関連血流感染症　　　　　　　　　（　　　）件/年

30. 院内感染管理に関する全職員を対象とした研修 （昨年もしくは昨年度の研修についてご回答ください。特定の職種や部門のみを対象にした研修は含みません。）

	開催日・期間	研修会の内容	参加職員数（参加率）
01			人 （ ％）
02			人 （ ％）
03			人 （ ％）
04			人 （ ％）
05			人 （ ％）
06			人 （ ％）

<各部門の体制・活動>

31. 各部門の時間外・休日対応体制 （当てはまるもの全て選択）
　　　　01　薬剤部門の薬剤師　　　　　　　□ 01　24 時間対応体制である
　　　　　　　　　　　　　　　　　　　　　□ 02　遅番で対応している（　：　）まで（24 時間表記）
　　　　　　　　　　　　　　　　　　　　　□ 03　オンコールで対応している
　　　　　　　　　　　　　　　　　　　　　□ 04　時間外対応体制はない
　　　　　　　　　　　　　　　　　　　　　□ 05　休日の日直体制がある
　　　　　　　　　　　　　　　　　　　　　□ 06　休日の日直体制がない

　　　　02　臨床検査部門の臨床検査技師　　□ 01　24 時間対応体制である
　　　　　　　　　　　　　　　　　　　　　□ 02　遅番で対応している（　：　）まで（24 時間表記）
　　　　　　　　　　　　　　　　　　　　　□ 03　オンコールで対応している
　　　　　　　　　　　　　　　　　　　　　□ 04　時間外対応体制はない
　　　　　　　　　　　　　　　　　　　　　□ 05　休日の日直体制がある
　　　　　　　　　　　　　　　　　　　　　□ 06　休日の日直体制がない

　　　　03　画像診断部門の診療放射線技師　□ 01　24 時間対応体制である
　　　　　　　　　　　　　　　　　　　　　□ 02　遅番で対応している（　：　）まで（24 時間表記）
　　　　　　　　　　　　　　　　　　　　　□ 03　オンコールで対応している
　　　　　　　　　　　　　　　　　　　　　□ 04　時間外対応体制はない
　　　　　　　　　　　　　　　　　　　　　□ 05　休日の日直体制がある
　　　　　　　　　　　　　　　　　　　　　□ 06　休日の日直体制がない

　　　　04　臨床工学部門の臨床工学技士　　□ 01　24 時間対応体制である
　　　　　　　　　　　　　　　　　　　　　□ 02　遅番で対応している（　：　）まで（24 時間表記）
　　　　　　　　　　　　　　　　　　　　　□ 03　オンコールで対応している
　　　　　　　　　　　　　　　　　　　　　□ 04　時間外対応体制はない
　　　　　　　　　　　　　　　　　　　　　□ 05　休日の日直体制がある
　　　　　　　　　　　　　　　　　　　　　□ 06　休日の日直体制がない
　　　　　　　　　　　　　　　　　　　　　□ 07　配置していない

32. 薬剤の調整・混合等に使用する機器
　　　　01　クリーンベンチ　　（　　　台）　設置場所：_____
　　　　02　安全キャビネット　（　　　台）　設置場所：_____
　　　　03　アイソレーター　　（　　　台）　設置場所：_____
33. 病理解剖の実施状況
　　　　01　自院で実施 （　　　） 件/年　　　02　他施設に依頼して実施 （　　　） 件/年
34. 画像の撮影件数と読影件数
　　　　　　　　　　　　　　＜撮影件数＞　　　　　＜放射線科医による読影件数＞
　　　　01　CT　　　　　　　（　　　） 件/年　　　（　　　） 件/年
　　　　02　MRI　　　　　　 （　　　） 件/年　　　（　　　） 件/年
　　　　03　核医学（PET 等）（　　　） 件/年　　　（　　　） 件/年
35. 輸血を管理する部門
　　　　□ 01　独立した輸血部門　□ 02　薬剤部門　□ 03　検査部門　□ 04　その他（　　　　　　　）
36. 手　術
　　　　01　手術室数 （　　　室）　02　手術件数　全身麻酔 （　　　）　件/年
　　　　　　　　　　　　　　　　　　　　　　　　　その他 （　　　）　件/年

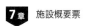

37. リハビリテーション施設
  01 理学療法室 □ 01 あり □ 02 なし 02 作業療法室 □ 01 あり □ 02 なし
  03 言語聴覚療法室 □ 01 あり □ 02 なし
  04 その他の訓練室 （詳細：＿＿＿＿＿＿＿＿＿＿＿＿＿）

38. 患者・家族からの請求に基づく診療記録の開示件数 （ ） 件/年

39. 医療機器の台数と管理方法
  01 人工呼吸器 （ 台） □ 01 中央管理 □ 02 使用場所で管理 □ 03 その他
  02 輸液ポンプ （ 台） □ 01 中央管理 □ 02 使用場所で管理 □ 03 その他
  03 シリンジポンプ （ 台） □ 01 中央管理 □ 02 使用場所で管理 □ 03 その他
  04 除細動器 （ 台） □ 01 中央管理 □ 02 使用場所で管理 □ 03 その他
  05 モニター （ 台） □ 01 中央管理 □ 02 使用場所で管理 □ 03 その他

40. 療養病棟（直近の一時点の入院患者数）
  ＜医療保険適用病床＞   **＜介護保険適用病床＞**
  01 医療区分 1 （ 人）   01 要支援 （ 人）
  02 医療区分 2 （ 人）   02 要介護 1 （ 人）
  03 医療区分 3 （ 人）   03 要介護 2 （ 人）
              04 要介護 3 （ 人）
              05 要介護 4 （ 人）
              06 要介護 5 （ 人）

                        以上

8章

評価準備の留意点

評価準備の留意点

　医療安全管理体制相互評価（以下、相互評価）は、自院の医療安全管理活動や組織を見直す機会になるほか、自院の問題を相談し、解決の糸口を見つける機会となる。限られた時間内で効率よく相互評価を実施し、受入側と訪問側が相互に学び合えるように、以下の点に留意して事前準備を入念に行う必要がある。

1　事前準備

　医療安全対策地域連携加算を取る連携病院が、どの評価表を使い、どの日程で相互評価するかを事前に話し合う必要がある。また、外部の評価や意見を組織内の医療安全に関する意識の向上につなげるためにも、相互評価を医療安全部門だけではなく、病院組織全体で取り組む必要がある。そのためには、事前に組織内部の動機づけが重要である。標準的医療安全管理体制相互評価点検表（以下、標準的点検表）を用いて各部門に自己評価させ、各部門の医療安全推進者（医療安全管理者等）が自部署の課題を明確にする必要がある。

　他施設に自院の課題等を率直に相談するには、日ごろから顔の見える関係が必要である。

1　受入側

　訪問日時を病院間で調整する。その際、病院長等の幹部職員が参加できるように調整する。会議室等の会場を確保する。

　点検表に基づいて自己評価し、その結果を約2週間前までには訪問側に提出する。受入側は、訪問評価時に説明する職員や、現場視察に対応する職員を確保する。

2　訪問側

　受入側から事前に受け取った自己評価表を確認し、訪問前に質問事項を伝える。事前に質問事項を伝えることで、当日の事情聴取が円滑に進む。

　相互評価は他院の活動から学ぶ機会でもある。自院の課題を受入側の病院がどのように対応しているかを聞く機会と捉え、自己評価表の項目に限らず、情報収集したい事項を受入側に伝える。見学希望部署がある場合は、その旨を受入側に申し入れる。

2　評価準備例

　以下に、評価準備例を示す。病院の状況、経験（初回か2回目以降か）に応じて適宜変更してよい。

～12週： 医療安全管理体制相互評価について周知

- 医療安全委員会で医療安全管理体制相互評価を受けることを周知し、施設概要表、自己評価表を配布し、項目の概要、評価の考え方を説明する。
- 自己評価は、担当者が単独で行うのではなく、部署として合議して決定する。この過程で、評価項目を職員全体が理解することを図る。
- 職員全体に対して、医療安全管理体制相互評価を受けることを周知する（掲示、院内LANなどを利用）。
- 幹部職員（院長、医療安全責任者、看護部長など）の日程を確保する。

～8週： 自己評価表の回収・結果の確認

- 医療安全委員会が結果を確認する。評点の根拠を確認する。同一の項目について、複数の回答者が異なった評点をつけた場合、その理由を明らかにし、病院としての評点を確定する。
- 低く評価した項目は、当該部署と医療安全管理者が協議し、改善可能な関係部署の協力を得て改善を図る。

～2週：最終的な評点の確定

- 病院として、最終的な評点を確定し、施設概要表とともに、訪問側の病院へ送付する。

～1週：当日の予定の打ち合わせ

- 当日の予定を確定する。以下に例を示す。病院の状況に応じて適宜変更する。

（例1） 1日で評価する場合（加算1の病院など）

09：30～09：45　挨拶（於　病院会議室）

09：45～10：30　病院概要の説明、医療安全担当部署の組織・活動概要（於　病院会議室）
（関連する評価項目：中分類1.1、1.2、2.1、2.2、8.2）

10：30～12：30　部署訪問、病棟1・2（関連する評価項目：中分類3.1、3.2、3.3、3.5、4.2、4.3、4.4、5.1、5.2、5.3、5.4、7.1、8.1、8.3）

13：30～15：00　部署訪問、手術・麻酔部門・集中治療室（中分類3.4）、薬剤・輸血部門（中分類4.3、4.4、6.1）、医療機器・医療放射線機器管理部門（中分類4.1、4.2）、事務部門（中分類6.1）、その他

15：00～16：00　不明な点についての確認、暫定的な評価結果を踏まえた講評、意見交換

（例2） 半日で評価する場合（加算2の病院など）

13：00～13：15　挨拶（於　病院会議室）

13：15～14：15　病院概要の説明、医療安全担当部署の組織・活動概要（於　病院会議室）
（関連する評価項目：中分類1.1、1.2、2.1、2.2、4.1、6.1、8.2）

14：15～15：15　部署訪問、病棟（関連する評価項目：中分類3.1、3.2、3.3、3.5、4.2、4.3、4.4、5.1、5.2、5.3、5.4、7.1、8.1、8.3）

15：15～16：15　部署訪問、手術・麻酔部門・集中治療室（中分類3.4）、薬剤・輸血部門（中分類4.3、4.4、6.1）、その他

16：15～17：00　不明な点についての確認、暫定的な評価結果を踏まえた講評、意見交換

　評価者の人数により2グループに分かれ部署訪問することも可である。ただし、受入側病院は、各グループに担当者を用意する必要があるため、事前に両者で話し合う必要がある。

＋2週：報告書の受け取り

＋4週以降：現場への報告と改善計画の策定・実施

・評価結果を医療安全委員会、可能であれば全職員・全部署に報告する（医療安全に関する職員研修を利用するとよい）。

・改善の余地ありと評価された項目については、当該部署と医療安全管理者が協議し、改善策を策定する。

・病院の承認を受けて改善策を実施し、その進捗状況、効果を明らかにする。

3 当日の準備

自己評価表に沿った実施状況をパワーポイントにまとめ、提示する。

1 会場設営

事情聴取する会場では、誰が発言しているのかがわかるように、机上に名札を配置する。

2 資料

・当日の予定や参加者一覧

・病院の概要説明

・医療安全管理の指針

・医療安全管理体制の配置状況と各委員会の委員構成と規約

・医療安全研修の実施記録（参加者一覧含む）

・初任時研修の資料

・死亡患者の死亡にかかわる状況を病院管理者が確認するための帳票（サンプル）

・説明と同意文書（サンプルで可）

・医療安全管理にかかわる各委員会の議事録

・現場巡視、実施状況の点検記録等

・医療安全に関する手順、マニュアル

・その他（ポケットマニュアルなど）

3 インシデントレポート

紙媒体のインシデントレポートを運用している場合は、そのサンプルを用意する。

情報システムを利用している場合は、実際の操作画面を示しながら説明する。情報の入力方法のほか、医療安全管理者がそれらの情報をどのように管理・利用しているか説明する。

4 訪問側評価者の選定

施設基準では「医療安全対策に関する評価を行い、当該保険医療機関にその内容を報告すること」が求められるため、医療安全管理の視点で受入側の病院を評価できる人材が必要である。

人数は5〜6名程度を目安とし、受入側と相談して決める。訪問側評価者は、以下が望ましい。
・医療安全管理を担当する副院長等
・医療安全管理部門の医師・看護師・薬剤師
・医薬品安全管理責任者等の任にある薬剤師
・医療機器安全管理責任者の任にある臨床工学技士等
・医療放射線安全管理責任者の任にある医師または診療放射線技師等
・その他、医療安全管理を担当する事務職員等

5　受入側説明者の選定

　訪問側の指摘事項は、受入側の院長、副院長、看護部長、事務部長などの幹部職員に、直接伝えることが望ましい。相互評価の当日に参加する受入側の説明者は、以下が望ましい。
・病院長（医師）
・医療安全管理を担当する副院長等（医師）
・看護部長（看護師）
・事務部長（事務員）
・医療安全管理者および医療安全管理部門の職員（医師・看護師・薬剤師・事務員等）
・医薬品安全管理責任者（薬剤師）
・医療機器安全管理責任者（臨床工学技士等）
・医療放射線安全管理責任者（医師、診療放射線技師等）
・各部門の医療安全推進者（兼任医療安全管理者等）
・その他関連する各部門の担当者（検査部門、診療情報管理部門、電子カルテ管理部門等）

6　後日行う作業

　訪問側は評価結果を報告書にまとめ、受入側に提出する。受入側は報告書の指摘事項に対し、改善計画を立案し、訪問側へ提出する。

7　その他

　新型コロナウイルス感染症の流行により、相互に病院を訪問するのではなく、Web会議など、ICTを利用して遠隔で相互評価を行う病院も増えていると推察される。しかし、それにより相互評価の実効性が失われてはならない。従来、医療安全管理の指針や医療安全管理委員会の議事録、医療安全研修の実施記録などは、現場で書面を確認していたと思われる。しかし、ICTを利用して遠隔で相互評価するであれば、それらの電子ファイルを事前に訪問側へ提供し、Web会議の際にその内容を議論する必要がある。また、部署訪問にも工夫が必要である。受入側の職員がWebカメラを持ち、訪問側の職員の指示のもとで院内の状況を映す、あるい

は訪問側の要望に基づいて事前に写真や動画を撮影しておき、Web 会議の場で示すという方法もある。病院職員が相互に訪問できない場合でも、各病院の創意工夫と努力により、相互評価の実効性の担保を心がけていただきたい。

9章

練馬総合病院における
標準的点検表の適用報告

練馬総合病院における標準的点検表の適用報告

公益財団法人東京都医療保健協会練馬総合病院（以下、当院）は、医療安全対策加算1を算定している入院基本料1、224床の急性期一般の総合病院である（**表1**）。

2018年度診療報酬改定で新設された医療安全対策地域連携加算2を、さらに2019年度からは加算1を算定するために、医療安全対策加算1である区内の大学付属病院（分院）や加算2の病院と連携して相互評価を実施した。連携先の病院は既に私立医科大学病院協会の医療安全点検表を使用して、相互評価を実施していたが、全日本病院協会が作成した標準的点検表（暫定版）を使用して相互評価を実施した。準備と実施状況を報告する。

1 準備

1 相互評価実施と準備の通達

初年度は連携病院による評価を、2018年9月初旬とした。準備として、7月に、連携先に標準的点検表を送るとともに、1回目の標準的点検表による自己評価を実施した。医療安全推進委員会委員だけでなく、各部署役職者（主任・係長・師長・課長・科長・次長）に加えて、看護部長、事務長、副院長も自己評価した。方法は、医療安全推進委員会事務担当者がイントラネット共有フォルダに個人別評価表のエクセルファイルを対象者毎に作成し、該当者が評価点を入力して共有フォルダに提出することにした。イントラネットで、自己評価の実施、提出方法、提出期限を通知した。医療安全推進委員会委員には全項目を評価するように指示し、推進委員以外の役職者には可能な範囲で評価するように指示した。役職者の教育が目的である。

2 第1回自己評価

2017年、5回目の日本医療機能評価機構の病院機能評価を更新受審した。担当者が各領域を分担して準備したため、医療安全管理の状況を把握していない役職者も多く、相互評価の自己評価を実施してみると評価できる項目、判断根拠を示せる項目は少なく、回答できたのは40名の回答者で全75項目中、平均40.6項目（54％）であった。

小分類ごとの集計では「1：要改善」「2：やや不十分」と評価の低い項目が多くみられた。「手順が不十分」「手順はあるが標準化していない」項目は、回答者の誤認識もあったが、不備があれば対応を検討し、できるところから改善に取り組んだ。また、「手順はあるがその存在を知らない」「評価の物差しが人により異なる」「評価の視点、評価の要素の理解不足」などもみられ、バラツキが大きいことが判明した。

そこで、医療安全推進委員が分担して、項目ごとに詳細な判断根拠、現状説明と参考資料をA4版1枚に記載し、標準的点検表評価解説ファイルを作成した。

領域ごとの電子データファイルも共有フォルダに格納し、誰でも閲覧可能とした。医療安全推進委員による自己評価点数と備考（判断の基準、参考等）を連携病院に送付した。

3 第2回自己評価

解説資料を作成後、8月に2回目の標準的点検表による自己評価を実施した。対象者、方法は1回目と同様である。2回目評価では41名の回答者で全75項目中、平均57.6項目（77%）と、1回目（54%）に比べると多くの項目を回答できるようになった。

小分類毎の集計では、1回目評価で中央値「2」は4項目あったが、2回目評価で中央値2の項目はなくなった（表2）。2回目評価では、大分類1〜8領域すべてで、評価の値は上昇傾向であり、バラツキも小さくなった（表3）。全役職者による2回の自己評価は、当院医療安全管理体制の現状を理解し、不十分な点を認識し改善する機会となった。

当院ではその後もこの2回の自己評価を毎年実施している。

2 相互評価実施

2018年9月4日午後1時、連携病院から医療安全管理室室長ら、6名が来院した。職種は、医師1名、看護師2名、薬剤師1名、臨床工学技士1名、事務1名である。自己紹介、当院概要説明後、事前自己評価点検表に沿って、全体で質疑を開始した。当院は病院長、副院長、看護部長、事務長、安全管理者医療安全推進委員、各所属長の20名で対応した。約1時間かけて、1領域から事前評価の判断根拠に関する質問があり、詳細説明、補足説明を求められた。

その後、担当者が質問に答える形で病棟（外科病棟・産婦人科病棟）、新生児室→手術室→ME室→救急外来、化学療法室→薬剤科の現場を確認した。評価側が最終書類確認とまとめを行い、最後に全体で講評を伺い、病院側の感想を述べ、午後4時半終了した。

2020年度からはコロナ蔓延のため、実際の訪問審査は困難であり、Web会議やメール連絡を活用して相互評価を実施した。

その後も毎年、標準的点検表による相互評価を実施し、医師も含めて院内役職者が自己点検を繰り返すことで当院でも少しずつ改善が進んでいる。改善提案の助言を受け、迅速な業務改善につながり安全管理体制を向上できた。

3 標準的点検表に関して

自己評価するには、各評価項目の評価の視点（切り口）を理解する必要がある。評価の要素の記載事項そのものを満たしていない場合でも、実施内容を説明することで評価対象となる場合がある。当院では、1回目評価の中央値「2」であった1.1.5「患者相談の利用」であるが（表2）、医療安全推進委員が備考として「全退院患者へのアンケートは毎月、外来患者へのアンケートは年2回、分類、集計している。」と記載したところ、2回目自己評価で役職者の評価も中央値「2」から「3」に変わった。また、評価当日、患者相談窓口の設置、投書箱の運用を説明したところ、連携病院の講評でも高い評価を受けた。

今回使用した標準的点検表は、一般病院では大きな問題はなく、相互評価に使用可能である。回復期、慢性期病院でも適応可能な共通項目もあるが、該当しない項目は、非該当（NA）とし、選択して使用するとよい。

毎年継続して、自己評価と他者評価を繰り返すことが前提であり、2年目以降は、点検表の全項目を対象とするのではなく、評価項目の一部を対象とし、年ごとに対象を変えることも可能である。

医療安全に関する諸手順の遵守状況を管理し、遵守率向上に取り組む必要がある。つまり、連携病院同士が顔の見える関係、さらに意見交換できる関係になり、「昨年、不十分であったところが改善した」「こうしたらどうか」など相補的関係を構築することが重要である。

当院は、標準的点検表を活用した自己評価と他者評価を通して新たな課題が見つかり、改善に取り組んでいる。

表1　病院概要

設立主体	公益財団法人	臨床研修	基幹型・協力型
種別	一般病院	救急告示	2次、輪番制
病床数	224	医療安全対策加算2	
平均在院日数	12〜13日	医療安全地域連携加算2	
入院基本料	1	院内事故調査を実施した死亡事例	2（3年以内）
退院患者数	5,649		うち1（事故調報告）
死亡退院数	161	情報システム	電子カルテ
外来患者数	115,898		DWH
新患数	18,569		バーコード認証
手術件数　全身麻酔	1,243		インシデント報告
手術件数　その他	889		

表2　第1回自己評価（中央値2の小項目）

評価項目／小分類		1回目						2回目					
		最低値	最高値	平均	標準偏差	中央値	回答数	最低値	最高値	平均	標準偏差	中央値	回答数
1.1.5	患者相談の利用	1	4	2.16	0.8	2	25	2	4	3.03	0.3	3	34
3.3.1	リスク評価と対応策の確認	1	4	2.33	0.8	2	15	3	4	3.22	0.4	3	27
5.1.1	深部静脈血栓症のリスク評価と予防策	1	3	2.06	0.7	2	17	2	3	2.93	0.3	3	28
7.1.3	無断離院防止	1	3	2.28	0.7	2	18	1	4	2.73	0.6	3	30

表3　第1回、第2回自己評価（大項目8領域）

	評価項目	1回目				2回目			
	大分類	平均値	標準偏差	中央値	延べ回答数	平均値	標準偏差	中央値	延べ回答数
1	医療安全管理体制の整備	3.01	0.7	3	278	3.25	0.5	3	340
2	医療事故発生時の対応	2.90	0.7	3	232	3.15	0.4	3	291
3	ケア・プロセスに着目した医療安全体制	3.16	0.6	3	343	3.25	0.4	3	515
4	安全な医療機器・薬剤の使用	3.18	0.5	3	345	3.36	0.5	3	564
5	安全管理上、特に配慮を必要とするケア	2.82	0.6	3	101	3.05	0.3	3	158
6	職員の安全確保	2.91	0.6	3	57	2.99	0.6	3	88
7	施設内環境	2.81	0.7	3	108	2.98	0.4	3	171
8	感染管理	3.07	0.4	3	160	3.25	0.4	3	235
	全体				1624				2362

10章

医療安全管理体制相互評価を
医療安全管理体制構築に
いかに活用するか

10章 医療安全管理体制相互評価を医療安全管理体制構築にいかに活用するか

1 第三者評価の意義

　医療においては、監督官庁による監査に加えて、専門家による第三者評価がしばしば用いられてきた。これは利用者である患者・家族と、病院や医師等、医療提供者との情報の非対称性が大きく、患者・家族の声に頼っているのみでは、医療の質や安全を確保し向上させるには不十分なためである。監督官庁による監査には、医療法によるもの（都道府県、厚生局）、消防法によるもの等がある。また、第三者評価には日本医療機能評価機構、ISO（International Organization for Standardization）、JCI（Joint Commission International）によるもの等がある。これらの結果の一部は公開されている。医療安全管理体制相互評価（以下、相互評価）は、これらの制度・活動を補完する関係にある。当該病院の協力を得て、相互評価に当たっては、他の監査や評価結果も積極的に利用すべきである。

2 医療安全管理体制相互評価を効果的にするには

　相互評価は単に診療報酬加算の要件を満たすだけではなく、より効果的であることを目的とすべきである。「効果的」とは、病院組織全体に範囲が及ぶこと、現況を改善点とともに把握できること、改善をもたらすこと、を満たすものをいう。効果的にするには、病院の努力と工夫も重要である。一部の部署の職員の業務ではなく、病院全体の活動とすることが望ましい。そのためには、① 医療安全管理体制相互評価の実施を病院全体に周知し、② 自己評価等に多くの職員を参加させ、③ 当日は病院幹部が参加可能なように日程調整すること、④ 結果に対する改善策を、関連部署を交えて検討すること、⑤ 導入される改善策を含め職員全体に結果を周知すること、⑥ 改善策の進捗状況について効果を含めて関連部署、職員全体に報告する機会を設けること、等を実施することが望ましい。

　現況の把握は重要である。自己評価表を関連部署に配布し回答を求める。その際に、単に配布するのみではなく、各部署の担当者に項目の概要、評価の考え方を合わせて説明することが望ましい。評価結果を確認する会を開催し、評点の根拠、評点が異なった場合（2つの病棟等で）の理由を確認し、評価の標準化を図る。経験を有する評価者は病院の医療安全管理体制構築に際して重要である。一連の過程で、経験を有する評価者の養成、病院としての評価方法・基準の標準化、評価項目を理解することにより何が求められているかを職員に周知する。

おわりに

● ● ● ● ● ● ● ●

　医療安全管理者となるための研修を受け、病院の医療安全管理部に配属されたものの、実際のところ何をやったらよいのかわからないというという声をよく耳にする。医療安全について医療安全管理者の配置を診療報酬で評価されるようになったのは 2006 年であるが、医療安全管理者の標準的な業務内容を明らかにし、それを可能にするための継続的な教育コースはいまだ発展途上にある。せっかく配置された人材が有効に生かされておらず、病院の医療安全体制も大きな施設差がある所以である。

　2018 年の診療報酬改定で、医療安全に関する相互評価が導入された。これを機に、全日本病院協会では多くの研修会参加者の協力を得ながら、各病院における医療安全にかかわる活動を明らかにし、望ましい医療安全体制について一定の取りまとめを行うことができた。これが本書に示される標準的安全管理体制相互評価点検表（標準的点検表）である。取りまとめに当たって最も悩んだのは、病院の規模・機能に応じて各項目の要求レベルをどのように考えるべきかであるが、これについては実際の運営の状況を見ながら今後に反映させる必要があろう。

　相互評価は、フィードバックと改善を目的とする形成的評価である。評価を行う側・受ける側双方が学ぶ貴重な機会であり、また、相互評価を通じて病院職員全員に医療安全について再認識してもらうことが重要である。

　多くの病院が本書を用いて相互評価を行い、結果として医療の質と安全向上に貢献することができれば、著者の 1 人としてこれ以上の悦びはない。

長谷川　友紀

●参考文献

1） 国立大学医学部附属病院長会議編：医療事故防止のための安全管理体制の確立に向けて［提言］ 医療事故防止のための相互チェック．日総研出版，2000

2） 飯田修平編著：病院における人事考課制度理論と実践　第2版．医療文化社　2001

3） 飯田修平，飯塚悦功，棟近雅彦監修：医療の質用語事典．日本規格協会，2005

4） 飯田修平：医療のTQMハンドブック運用・推進編　質重視の病院経営の実践．日本規格協会，2012

5） 飯田修平編著：医療信頼性工学．日本規格協会，2013

6） 飯田修平編：医療安全管理テキスト　第5版．日本規格協会，2023

7） 飯田修平編著：院内医療事故調査の指針　第2版．メディカ出版，2015

8） 飯田修平編著：病院早わかり読本　第6版．医学書院，2021

9） 飯田修平編著：院内医療事故調査の考え方と進め方．じほう，2017

●参考資料（URL）

1） リスクマネージメントスタンダードマニュアル作成委員会：リスクマネージメントマニュアル作成指針　2000年8月24日．（https://www.mhlw.go.jp/www1/topics/sisin/tp1102-1_12.html）

2） 国立大学医学部附属病院長会議常置委員会：平成13年度医療事故防止のための相互チェック報告書　平成14年7月．（http://www.univ-hosp.net/guide_cat_04_3.pdf）

3） 国立大学附属病院長会議常置委員会：平成19年度医療安全・質向上のための相互チェック報告書　平成20年6月．（http://www.univ-hosp.net/guide_cat_04_10.pdf）

4） 医療安全対策検討会議：医療安全推進総合対策～医療事故を未然に防止するために～　平成14年4月17日．（https://www.mhlw.go.jp/topics/2001/0110/tp1030-1y.html）

5） 医療に係る事故事例情報の取扱いに関する検討部会：医療に係る事故事例情報の取扱いに関する検討部会報告書　平成15年4月15日．（https://www.mhlw.go.jp/shingi/2003/04/s0415-3a.html）

6） 医療安全対策検討会議　医療安全管理者の質の向上に関する検討作業部会：医療安全管理者の業務指針および養成のための研修プログラム作成指針－医療安全管理者の質の向上のために－　平成19年3月．（https://www.mhlw.go.jp/shingi/2007/03/s0309-12.html）

7） 医療安全対策検討会議　集中治療室（ICU）における安全管理指針検討作業部会：
別添1　集中治療室（ICU）における安全管理指針　2007年3月
別添2　重症患者のうち集中治療を要する患者の安全管理指針　2007年3月．
（https://www.mhlw.go.jp/topics/bukyoku/isei/i-anzen/hourei/dl/070330-5.pdf）

8） 独立行政法人労働者健康安全機構［医療事業部医療安全対策課］：医療安全チェックシート　平成26年7月改訂版．（https://www.johas.go.jp/Portals/0/data0/rosaibyoin/pdf/iryouanzen_check_h2607-2.pdf）

9） 私立医科大学病院感染対策協議会：相互ラウンド・サイトビジット　評価表　第6版．（http://www.idaikyo.or.jp/pdf/kansen28.pdf）

10） 私立医科大学病院協会：平成29年度　医療安全相互ラウンド自己評価表．（非公開）

11） 国立病院機構：国立病院機構における医療安全対策への取組み［医療安全白書］～平成28年度版～．（https://www.hosp.go.jp/files/000051477.pdf）

12） 平尾智広：Global Trigger Tool　日本版の概要（20100201版）．（http://www.kms.ac.jp/

˜koueisei/trigger/PDF/%E3%83%88%E3%83%AA%E3%82%AC%E3%83%BC%E8%AA%BF%E6%9F%BB%E3%83%9E%E3%83%8B%E3%83%A5%E3%82%A2%E3%83%AB20100201.pdf)

13) 日本麻酔学会：WHO 安全な手術のためのガイドライン 2009、2015．（http://www.anesth.or.jp/guide/pdf/20150526guideline.pdf）

14) 日本臨床救急医学会：Rapid Response Team（RRS）．（http://jsem.me/pdf/about_rrs_1301110.pdf）

15) 飯田修平：厚生労働科学研究費補助金事業　医療機関の医療安全の連携の現状把握及び促進する手法の開発に関する研究　総括報告書, chromeextension://efaidnbmnnnibpcajpcglclefindmakaj/https://mhlw-grants.niph.go.jp/system/files/report_pdf/202122026A-sokatsu_0.pdf

医療安全対策加算に関する事項

16) 基本診療料の施設基準等及びその届出に関する手続きの取扱いについて（抜粋）平成 30 年 3 月 5 日．（https://www.ajha.or.jp/topics/jimukyoku/pdf/180313_1.pdf）

17) 平成 30 年度診療報酬改定関係資料（医科・調剤）
感染防止対策加算の要件の見直し　P324-326
医療安全対策加算における医療安全対策地域連携加算の新設　P329-330
（https://www.mhlw.go.jp/file/06-Seisakujouhou-12400000-Hokenkyoku/0000196430.pdf）

18) 白上むつみ：院内感染防止対策加算が地域に与えた影響　信州公衆衛生雑誌 93（1）P30-31，2014．（https://www.shinshu-u.ac.jp/faculty/medicine/chair/pmph/shinshu-kouei/zassi2014_9_1/4.pdf）

特定機能病院の承認要件に関する事項

19) 医療法（昭和二十三年法律第二百五号）（抄）　特定機能病院．（https://www.mhlw.go.jp/file/06-Seisakujouhou-10800000-Iseikyoku/0000137791.pdf）

20) 医療法施行規則（昭和二十三年厚生省令第五十号）（抄）　特定機能病院．（https://www.mhlw.go.jp/file/06-Seisakujouhou-10800000-Iseikyoku/0000171038.pdf）

21) 医療法施行規則の一部を改正する省令等の施行について．（https://www.mhlw.go.jp/file/06-Seisakujouhou-10800000-Iseikyoku/0000209398.pdf）

索引

医療安全管理体制相互評価の考え方と実際 改訂2版
－規模別・機能別に適用できる標準的相互評価点検表

2018年12月30日発行　第1版第1刷
2023年 3 月 1 日発行　第2版第1刷

編著者　飯田 修平・長谷川 友紀
著　者　標準的相互評価点検表研究グループ
発行者　長谷川 翔
発行所　株式会社メディカ出版
　　　　〒532-8588
　　　　大阪市淀川区宮原3-4-30
　　　　ニッセイ新大阪ビル16F
　　　　https://www.medica.co.jp/
編集担当　粟本安津子・佐藤いくよ
装　帽　クニメディア株式会社
印刷·製本　日経印刷株式会社

ISBN978-4-8404-8164-9　　　　　　　　　　　　　　　　Printed and bound in Japan

当社出版物に関する各種お問い合わせ先（受付時間：平日9：00～17：00）
●編集内容については、編集局 06-6398-5048
●ご注文・不良品（乱丁・落丁）については、お客様センター 0120-276-115